Dualseelen FAQ

66 Fragen und Antworten

Band 1

Ricarda Sagehorn & Cornelia Mroseck

„Die Liebe braucht ein Spiegelbild, um sich selbst in ihm erkennen zu können."

Ricarda Sagehorn & Cornelia Mroseck

Dualseelen FAQ

66 Fragen und Antworten

Band 1

Ricarda Sagehorn & Cornelia Mroseck

Besuche uns im Internet:
www.karmische-liebe.de
oder
www.dualseelen-liebe.de

Bibliografische Information der Deutschen Nationalbibliothek:
Die Deutsche Nationalbibliothek verzeichnet diese Publikation in der Deutschen Nationalbibliografie; detaillierte bibliografische Daten sind im Internet über http://dnb.d-nb.de abrufbar.

© 2016 Ricarda Sagehorn & Cornelia Mroseck

Herstellung und Verlag:
BoD - Books on Demand,
Norderstedt

ISBN 9783741272752

Bildernachweis:
Cover: red puzzle design as love and heart symbol © learchitecto
Ornament: Floral Elements © losw
(alle Bilder von Fotolia.com)

Copyright Hinweis: Das gesamte Werk ist urheberrechtlich geschützt. Jegliche von den Autorinnen nicht genehmigte Verwertung ist unzulässig. Dies gilt auch für Verbreitung durch Film, Funk, Fernsehen, fotomechanische Wiedergabe, Tonträger jeder Art, elektronische Medien sowie Übersetzungen oder auszugsweisen Nachdruck.

Allgemeiner Hinweis:
Die Informationen und Empfehlungen in diesem Buch dienen nicht dem Ersatz eines Arztes oder Therapeuten. Eine Haftung seitens der Autorinnen oder des Verlages für etwaige Personen-, Sach- oder Vermögensschäden ist ausgeschlossen.

Inhalt

Einleitung 13
Dualseelen FAQ 17

Ich habe gehört, Dualseelen kommen - wenn überhaupt - nur sehr selten zusammen. Sind Dualseelen doch nicht für eine Beziehung bestimmt? 17

Man hat mir gesagt, der neue Mann wäre meine dritte Dualseele. Gibt es mehrere Dualseelen? 19

Gibt es falsche Seelenpartner beziehungsweise falsche Dualseelen? 20

Warum liest/hört man immer wieder von so langen Zeiten/Jahren bei Dualseelen? Wieso dauert das so lange? 23

Kann man ein Dualseelenkarma klären, wenn man gar nichts von Dualseelen weiß? 26

Wie ist es mit dem freien Willen bei einer Dualseelenverbindung? Der spielt doch auch eine Rolle, oder nicht? 29

Muss ich erst alle Nebenlernaufgaben gelöst haben, bevor er kommen kann? 32

Wieso kann man eine Dualseelenverbindung nicht über Freundschaft oder eine Affäre klären? 34

Wie funktioniert das mit der bedingungslosen Liebe, wenn doch alles so kompliziert ist bei einer Dualseelenliebe?....37

Kann ich eine Dualseelenverbindung mit Liebe/Lieb sein klären?....40

Warum heißt im englischsprachigen Raum immer Twin Soul oder Twin Flame, wenn es doch keine Zwillingsseelen, sondern Dualseelen sind?....42

Gelten alle Zusammenhänge für Loslasser und Gefühlsklärer auch in einer homosexuellen Konstellation?....44

Wir sind beide nicht lesbisch beziehungsweise schwul, haben uns aber ineinander verliebt. Wie verhält sich so eine Dualseelengeschichte dann?....45

Warum stimmen genannte Zeiten von den Kartenlegern immer nicht?....46

Wenn ich ihn loslasse, dann ist doch die Liebe weg. Oder nicht?....47

Ich kann aber ohne ihn nicht glücklich sein. Was mache ich denn nun?....49

Wie erkenne ich, dass ich wirklich richtig losgelassen habe?....51

Ich habe das Gefühl irgendwas hängt noch fest. Wie kann ich den letzten Zipfel loslassen?....53

Ich komme einfach nicht aus der „Warteschleife" raus. Was kann ich tun?....55

Ich habe losgelassen und es geht mir auch richtig gut, aber ich habe die leise Hoffnung, dass er doch noch kommt. Darf man das? 57

Wie gehe ich mit Sehnsuchtsanfällen um? 58

Ich werde unheimlich wütend auf ihn. Warum? 60

Ich gucke immer wieder bei Facebook/WhatsApp. Wie kann ich damit aufhören? 62

Wenn ich auf seine Mails nicht antworte, habe ich immer ein schlechtes Gewissen. Was kann ich dagegen tun? 65

Was mache ich, wenn ich den starken Drang verspüre, mich bei ihm zu melden? 67

Ich bin schon auch ein großer Kopfmensch, bin ich jetzt eigentlich der Gefühlsklärer? 69

Wie gehe ich mit Rückfällen um? 70

Ich habe angefangen, mich selbst mehr wahrzunehmen und zu lieben. Jetzt sagt mein Umfeld, ich sei egoistisch. Was nun? 71

Wie ziehe ich mich zurück, wenn wir zusammenarbeiten müssen und ich ihn täglich sehe? 74

Ich habe Angst, ihm eine Grenze zu setzen, denn dann zieht er sich doch wieder zurück. Was kann ich jetzt machen? 76

Er nimmt meine Grenzen einfach nicht ernst. Was soll ich jetzt tun? 77

Wie soll ich mich von ihm zurückziehen, wenn wir denselben Freundeskreis haben? 79

Woran merke ich, dass meine Schutzmauer wirklich stabil ist?...............81

Muss ich zwangsläufig einen der drei Lernpartner bekommen?...............82

Warum muss ich alles machen, während er offenbar gar nichts tut?...............83

Was kann ich tun, damit er seine Lernaufgaben schneller macht?...............85

Ich kann/will mich jetzt von meinem bestehenden Partner nicht trennen? Kriegen wir die Dualseelengeschichte dann nicht gelöst?...............86

Ich kann mich doch nicht auf eine neue Beziehung einlassen, wenn ich doch weiß, dass er wiederkommt. Ich will denjenigen dann doch nicht verletzen. Was kann ich tun?...............88

Ich habe schon mehrmals meine Blockaden lösen lassen. Aber ich habe das Gefühl, dass es nicht richtig geklappt hat. Warum?...............90

Wie verhalte ich mich, wenn wir uns zufällig begegnen oder über den Weg laufen?...............92

Ich erwarte ein Kind von ihm? Was gehe ich denn jetzt mit der Situation um?...............94

Wie soll ich loslassen und mich abgrenzen, wenn wir doch ein gemeinsam Kind haben und allein schon deswegen in Kontakt bleiben müssen?...............97

Er hat noch Sachen von sich bei mir. Soll ich sie ihm zurückgeben?...... 98

Ich komme einfach nicht in die Lebensfreude. Was mache ich falsch?...... 100

Was mache ich, wenn sich meine Dualseele wieder meldet, er aber signalisiert, dass er immer noch keine Beziehung will?...... 102

Wenn er tatsächlich endlich mit der Klärung auf mich zukommt, wie gehe ich damit am besten um?...... 104

Ich spüre, dass er mich liebt, aber er behauptet das Gegenteil. Kann ich meinem Gefühl trauen?...... 106

Ich bemühe mich so sehr mit meinen Lernaufgaben, und er scheint jetzt nur noch mehr Ablenkung zu suchen. Warum?...... 107

Ich frage mich immer, wann er denn mit seinen Lernaufgaben fertig ist. Wie lange dauert das denn?...... 109

Warum kann er sich immer wieder auf eine neue Frau einlassen aber auf mich nicht?...... 111

Wieso kann er mit seiner Frau immer noch in den Urlaub fahren, wenn die Ehe doch schon nicht mehr gut läuft? Warum macht er das?...... 113

Warum setzt er mit seiner Frau noch ein zweites Kind in die Welt, wenn er seine Frau doch gar nicht mehr liebt und mit mir etwas hat/hatte?...... 116

Ich habe versucht, ihn eifersüchtig zu machen, aber es hat ihn völlig kalt gelassen. Wieso reagiert er nicht darauf? 117

Er hat ganz plötzlich geheiratet? Wie konnte das passieren? 119

Warum will er nur Sex mit mir, aber mit seiner Freundin die Beziehung weiterführen? 121

Wieso kann ich es ihm nicht einfach erklären, was hier mit uns vorgeht und dass wir Dualseelen sind? 123

Wie gehe ich mit ihm um, wenn er doch schon über Gefühle redet und so lieb ist? 126

Er sagt zu mir immer, er sei nicht der richtige für mich. Ich solle mir einen anderen suchen. Was soll ich damit anfangen? 128

Wie gehe ich mit Energieverlusten um? 129

Wie unterscheide ich, ob ich mich schlecht fühle oder ob es sich um eine Gefühlsübertragung von meiner Dualseele handelt? 131

Nach einem tollen Wochenende habe ich montags immer einen totalen Energieabfall. Was kann ich dagegen unternehmen? 132

Immer, wenn es mir energetisch gut geht, ich mich wohlfühle und ich wenig an ihn gedacht habe, meldet er sich. Warum? 134

Warum sehe ich überall Zeichen, höre unsere Lieder und sehe und höre immer wieder seinen Namen? 136

Ich bin oft beim Familienstellen. Und ich stelle ihn jedes Mal mit auf. Hilft das ihm und uns in unserem Dualseelenprozess? 138

Ich lasse ihm regelmäßig Energie schicken, um ihn in seinen Lernaufgaben zu unterstützen. Hilft das in unserem Prozess weiter? 140

Darf ich mir ein Happy End visualisieren? 142

Nachwort 145

Über die Autorinnen 146

Einleitung

Täglich erreichen uns so viele Fragen von Dualseelen, ob in unseren Beratungen, über Email oder unsere Webseite. Viele davon sind nicht so allgemeiner Natur, dass wir sie bereits in unseren Büchern hätten beantworten können. Und oft haben wir zeitlich gar nicht die Möglichkeit auf all diese Fragen so adäquat einzugehen, wie wir es uns wünschen würden und es allen Hilfe- und Ratsuchenden gerecht werden würde. Auch wenn wir es bereits via Mail, über Facebook, unseren Youtube-Kanal und dergleichen mehr versuchen. Doch wir wollten mehr. So entstand die Idee für dieses Buch.

In unserem Dualseelen-FAQ möchten wir dir nun im ersten Band 66 häufige und auch wahrscheinlich auch sehr wichtige Fragen beantworten. Manche davon sind allgemeinerer Natur zum Thema Dualseelen. Andere wiederum betreffen Hilfe für den Loslasser oder beantworten Fragen, die das Verhalten des Gefühlsklärers betreffen. Wieder andere betreffen die emotional-energetische Verbindung zwischen Dualseelen, die so besonders und speziell ist.

66 Fragen haben wir ausgewählt, weil dir als Dualseele sicherlich auch immer wieder Doppelzahlen aufgefallen sind wie zum Beispiel beim Blick auf die Uhr. Immer wieder sieht

man die Uhrzeiten 11:11 Uhr oder auch 22:22 Uhr. Auch auf Nummernschildern fällt einem diese Doppelung in den Zahlen immer wieder auf. Es war also klar, dass wir bei der Wahl der Anzahl der Fragen ebenfalls eine Doppelzahl wählen wollten. Die sechs als Zahl haben wir gewählt, weil sie in der Numerologie und auch im Tarot für die Liebe steht. So haben wir den Gleichklang der Doppelzahlen mit der Liebe vereint. Und das Buch steht so auch genau unter diesen Vorzeichen für das, was für uns für dich wünschen: Den Gleichklang eurer zwei Herzen in eurer Dualseelenverbindung.

Sollte dir das Thema Dualseelen noch recht neu sein, empfehlen wir dir zunächst unsere anderen Bücher zu lesen. Denn innerhalb des FAQ können wir auf die Grundlagen dieser wundervollen Seelenverbindung nicht eingehen. Das würde den Rahmen dieses Buches sprengen. Für einen allgemeinen Überblick legen wir dir deshalb **Dualseelen & die Liebe – Wenn das Schicksal auf zwei Herzen trifft** ans Herz und für das tiefere Verständnis der beiden Seelenpartner, die es betrifft, wie dich und deine Dualseele **Der Loslasser – Der Herzmensch eine Dualseelenverbindung** sowie **Der Gefühlsklärer – Der Kopfmensch einer Dualseelenverbindung**.

Kennst du unsere anderen Bücher und die übliche Terminologie bereits, dann sei herzlich einladen, gleich loszulesen. Beim Lesen dieses Buches kannst du natürlich ohne Umschweife zu der Frage springen, die dich am meisten interessiert. Denn jede der Fragen hat eine in sich geschlossene Antwort. Aber auch alle anderen Fragen und Antworten können dir sicherlich wertvolle Hinweise und Tipps geben, wenn es um diese tiefgreifende Seelenpartnerschaft geht. Geh sie also einfach durch und schau, was dich noch anspricht.

Ricarda & Conny

Noch ein kleiner Hinweis:

Der Einfachheit halber und weil wir wissen, dass zu 90% unsere Leserschaft aus Frauen besteht, werden wir auch im Verlauf dieses Buches wieder dich in der weiblichen Form ansprechen und beim Partner vom männlichen Gegenstück ausgehen – mit wenigen Ausnahmen. Fühle dich also nicht ausgeschlossen, wenn du als Mann dieses Buch liest. Es gilt auch für dich.

Dualseelen FAQ

Ich habe gehört, Dualseelen kommen - wenn überhaupt - nur sehr selten zusammen. Sind Dualseelen doch nicht für eine Beziehung bestimmt?

Wir hören und lesen immer wieder, dass Dualseelen nicht für eine Beziehung bestimmt seien, dass sie nur Lernpartner wären, damit man sich weiterentwickelt und es nie zu einer wirklichen Beziehung zwischen beiden kommen soll. Jedenfalls bei den meisten. Gestützt werden diese Aussagen meist darauf, dass man ja so wenig über geklärte Dualseelenpaare liest.

Unserer Erfahrung nach ist das aber nicht richtig. Natürlich sind Dualseelen für eine Liebesbeziehung bestimmt. Wir allein haben im Jahr durchschnittlich 30-40 Rückmeldungen. Und das werden längst nicht alle sein. Und diese Paare leben eine erfüllte und glückliche Beziehung ohne Wenn und Aber.

Wenn sich Dualseelen begegnen, ist die Liebe riesengroß und die Anziehungskraft unermesslich. Jede Faser des Loslassers wünscht sich, diese wundervolle Liebe und die Beziehung zu diesem Menschen leben zu können. Auch der Gefühlsklärer spürt das in aller Regel gleich zu Anfang. Es geht in der Überschrift für beide um das Thema wahre beziehungsweise bedingungslose Liebe. Und das ist für beide Seelenpartner spürbar. Der Schmerz und die Trennung, die jedoch erst einmal durch den Rückzug des Gefühlsklärers entstehen, zeigen uns allerdings, dass wir in aller Regel noch nicht in der Lage sind, diese große Liebe überhaupt leben zu können. Denn zu viele Ängste, Selbstzweifel, mangelnde Selbstliebe und dergleichen mehr hindern uns daran – sowohl den Loslasser als auch den Gefühlsklärer. Der Prozess, durch den Dualseelen dann gehen, ist die Arbeit, diese Ängste und Blockaden in uns selbst auszuräumen, damit wir zu dieser wahrhaftigen Liebe fähig werden. Ganz allgemein betrachtet, ist dieser Prozess also die Theorie oder die Ausbildung zu dieser Liebe. Die Beziehung zu führen wäre demzufolge die Praxis, die eigentliche Arbeit und das Ziel dieser Ausbildung. Und natürlich möchten unsere Seelen auch wissen, wie sich dieses Leben, das Erleben dieser großartigen Liebesbeziehung, dieser Anziehungskraft, dieser Einheit, dann anfühlt.

Es macht also gar keinen Sinn, dass Dualseelen nicht für einander bestimmt wären, - nicht dazu bestimmt wären, diese Liebe auch hier im Leben ganz wahrhaftig leben zu können. Das käme einer Ausbildung gleich, von der man von vornherein bestimmen würde, den Job danach nicht zu machen.

Kommen Dualseelen tatsächlich in diesem Leben nicht zusammen, dann hängt dies immer an den Lernaufgaben, die nicht oder nicht komplett gemacht werden oder wurden. Diese

Lernaufgaben und die Bereitschaft, diese dahinterstehende und sicherlich nicht einfache Entwicklungsreise antreten zu wollen, bestimmen darüber, ob und auch wann Dualseelen zueinander finden. Und nichts Anderes.

Man hat mir gesagt, der neue Mann wäre meine dritte Dualseele. Gibt es mehrere Dualseelen?

Wenn man sich die Definition für Dualität in einem Duden oder auch beispielsweise bei Wikipedia heraussucht, dann kommt man schnell auf die Begriffsbedeutung „Zweiheit, Doppelheit und Wechselseitigkeit". Dualität leitet sich außerdem von dem lateinischen Wort „dualis" ab, das zwei enthaltend bedeutet.

Alleine schon aus diesem Grund gehen wir davon aus, dass es sich bei Dualseelen um ein Seelenpaar handelt, also lediglich zwei Menschen, die an dieser Seelenverbindung beteiligt sind.

Dualität steht aber auch für etwas, dass sich unversöhnlich oder ergänzend gegenübersteht. Ähnlich wie Tag und Nacht, links und rechts, schwarz und weiß, oben und unten. Auch diese Dinge bestehen immer nur aus zwei sich gegenüberstehenden Bestandteilen. Und nicht aus mehr.

Wir glauben, dass diese Vermutung, es könnte mehr als eine Dualseele für einen Menschen geben, aufkommt, weil es natürlich sein kann, dass man schon einmal einem Menschen begegnet ist, mit dem man ähnliche Erfahrungen gemacht hat wie mit der eigenen Dualseele. Ob das nun vor der eigentlichen Begegnung mit der Dualseele geschieht, während dessen oder auch später. Diese Männer sind jedoch in der Regel „nur" Seelenpartner, die charakterlich der Dualseele ähnlich sind, und keine „weiteren" Dualseelen.

siehe auch die nächste Frage

Gibt es falsche Seelenpartner beziehungsweise falsche Dualseelen?

Um es gleich vorweg klar zu beantworten: Nein. Es gibt keine falschen Seelenpartner oder Dualseelen im eigentlichen Sinn von falsch. Ein Seelenpartner ist ein Seelenpartner - davon gibt es mehrere für jeden einzelnen von uns. Und eine Dualseele ist eine Dualseele – wovon es, wie wir in einer der vorherigen Fragen schon festgestellt haben, nur eine gibt.

Was uns als Loslasser aber sicherlich allen schon passiert ist, dass wir einen Gefühlsklärer oder einen ihm ähnlichen Typ an unserer Seite hatten. Oder wir haben uns schon in einen solchen Menschen verliebt. Höchstwahrscheinlich auch schon vor der eigentlichen Dualseelenbegegnung. Das liegt unter anderem daran, dass wir natürlich gemäß unserer eigenen

Programmierung, unserer inneren Muster, die wir aus der Kindheit haben, unbewusst genau diesen Typ Mann suchen und auch finden. Und wir verlieben uns dann natürlich auch „zielgerichtet" in diese Menschen. Natürlich sind diese Menschen Seelenpartner. Denn wenn keine seelische Verbindung da wäre, dann würden wir auf einen solchen Menschen gar nicht „anspringen", uns nicht angezogen fühlen. Und natürlich kann dieser Seelenpartner auch ein Gefühlsklärer sein. Er ist aber nicht zwangsläufig die Dualseele.

In vorherigen Beziehungen

In der Regel fühlen wir uns als Herzmenschen von Gefühlsklärern eher angezogen, weil sie in unseren Augen zumeist die Souveränität, die Sicherheit, Geborgenheit und Männlichkeit ausstrahlen, die wir uns als Herzmensch so sehr wünschen. Deshalb hast du als Loslasser meist schon in vorherigen Beziehungen Erfahrungen mit solchen Kopfmenschen gemacht. Eventuell könnte man meinen, dass dies wie eine Vorbereitung auf die eigentliche Dualseele zu verstehen ist. Es beruht aber auch vor allem auf den zuvor beschriebenen Mustern und Prägungen aus der Kindheit. Wir suchen instinktiv das, was uns fehlt und uns damit ganz macht, uns komplettiert.

Während des Dualseelenprozess

Manchmal lernen Herzmenschen aber auch während des Dualseelenprozesses weitere Gefühlsklärer kennen. Im ersten Fall kann es sich dabei um einen Lernpartner handeln, der beim Ängste überwinden und Loslassen hilft. Weil hierzu eine ähnliche Anziehungskraft und auch annähernd genauso große Gefühle im Spiel sein müssen wie bei der Dualseele, könnte man in diesem Fall oft annehmen, dass dieser Gefühlsklärer die Dualseele sei. Die Gefühle für die eigentliche Dualseele sind nämlich dann nicht mehr spürbar oder wichtig. Die Lernaufgaben Loslassen und Ängste überwinden werden direkt auf den Lernpartner übertragen – mit allen dazugehörigen Gefühlen und auch Leiden. Denn auch dieser Mann zieht sich immer wieder zurück und verhält sich ähnlich der Dualseele.

Als Prüfung

Im zweiten Fall kann dir ein solcher Gefühlsklärer auch als Prüfung im Dualseelenprozess begegnen, der dem eben beschriebenen Lernpartner gleicht. Die Anziehungskraft und die Wahrscheinlich sich zu verlieben ist ebenfalls sehr groß. Doch durchschaust du bei einer Prüfung im besten Falle die sich wiederholende Muster bei dir und bei diesem Gefühlsklärer schon und durchbricht sie, indem du loslässt, nicht klammerst und dich nicht von deinen Verlustängsten beherrschen lässt. Du gehst dann wesentlich entspannter an diesen Menschen heran und achtest bereits darauf, dass nicht alles von dir allein kommt, sondern sich dieser Mann ebenfalls engagiert, zuverlässig und verbindlich ist. Bei dieser Prüfung geht es nämlich genau darum, nicht wieder dieselben Fehler zu machen, zu klammern und sich für ein wenig Liebe und Aufmerksamkeit selbst zu vernachlässigen oder gar aufzugeben und auf eine Ausgeglichenheit sowohl im Kontakt als auch auf der emotionalen Ebene zwischen euch beiden zu achten.

Warum liest/hört man immer wieder von so langen Zeiten/Jahren bei Dualseelen? Wieso dauert das so lange?

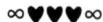

Es kursieren - wie wir immer wieder hören und lesen – die unterschiedlichsten Zeitangaben, wie lange Dualseelen brauchen, um ihren Heilungsprozess zu durchlaufen und in eine Beziehung gehen zu können. Und auch wir haben in unseren über 10 Jahren Erfahrung schon vieles gesehen und gehört. Es ging – um bei der Wahrheit zu bleiben – dabei um alles zwischen 6 Monaten und 53 Jahren.

Wir hören dich buchstäblich gerade erschrocken einatmen. Aber bitte halte nicht die Luft an, sondern atme aus und entspann dich. Denn wir erklären dir gerne wie diese Zeiten zustande kommen:

Die Zeit, die es braucht, um eine Dualseelenverbindung zu klären, diese seelische Heilung zu vollziehen, hängt einzig und allein von der Bereitwilligkeit ab, die Lernaufgaben anzugehen und – auch wenn es schwerfällt – sich weiterzuentwickeln, schwere Entscheidungen zu treffen, harte Zeiten durchzustehen und sich seinen eigenen Ängsten zu stellen. Derjenige, der also über die Zeit bestimmt, ist niemand anderes also du – der Loslasser. Je nachdem mit welchem Tempo du dich entwickelst und bereit bist, deine Schritte zu gehen, entwickelt sich der gesamte Dualseelenprozess, denn du bist der aktive Part in eurer Verbindung. Dein Gefühlsklärer ist erst einmal der passive Anteil. Er zieht jedoch durch eure Verbindung mit, sobald du deine ersten Schritte machst.

Natürlich muss man auch mit einkalkulieren, dass unsere Seele – sowohl deine also auch seine – für diese tiefgreifenden Entwicklungsschritte, diese teils gravierenden Veränderungen, die man durchläuft, auch eine gewisse Zeit braucht. Und diese Zeit sollte man ihr auch lassen. Denn drücken und pressen lässt sie sich eh nicht. Wenn man am Gras zieht, damit es schneller wächst, reißt man es eher ab, stimmt's?

Was allerdings oft ein großer Faktor ist, der den Dualseelenprozess in die Länge zieht, ist die eigene Erwartungshaltung oder auch ein Warten auf den Gefühlsklärer:

Wenn man in einer Erwartungshaltung verharrt, dann macht man die Entwicklungsschritte eventuell nur, damit er endlich aufwacht und die Liebe leben möchte und auf einen zukommt.

Das ist aber der falsche Ansatz und hat nichts mit Loslassen zu tun, sondern eher mit einer Art Beeinflussung seines Handelns. Da die Dualseele immer die wahre Absicht, die wahre Energie dahinter spüren kann, wird er es durchschauen und es wird nicht funktionieren.

Ähnlich ist es mit dem Warten auf ihn. Warten hat zum einen einen Aspekt von Erwartungshaltung. Es geht also auch hier darum, dass man in der Wartehaltung nicht richtig losgelassen hat. Warten ist aber zum anderen energetisch auch eine Art Nullpunkt, in dem keine Bewegung mehr stattfindet. Stell dir einfach vor, es wäre, als wenn du auf deiner Fahrt auf der Autobahn von Berlin nach München auf einem Rastplatz parkst. In deiner Reise findet dann keine Bewegung mehr statt. Du kommst nicht mehr voran und nicht ans Ziel. Und ähnlich ist es dann mit den Lernaufgaben, du bleibst stehen. Und damit auch dein Dual. Denn du bist das Zugpferd für eure Lernaufgaben, der aktive Part, der den Prozess und dessen zeitlichen Verlauf bestimmt. Parkst bzw. wartest du, verlängerst du die Reisezeit.

Kann man ein Dualseelenkarma klären, wenn man gar nichts von Dualseelen weiß?

∞♥♥∞

Ganz grundsätzlich ist ein Dualseelenkarma immer zu klären. Und es muss sogar auch ohne Berater, ohne Hellsicht und Kartenlegen und auch ohne das Wissen um Dualseelen gehen. Es würde ja sonst auch keinen Sinn machen. Denn das würde ja bedeuten, dass jeder, der nichts von den Hintergründen weiß oder an solche Informationen herankommen kann, gleich von vornherein zum Scheitern verurteilt wäre.

Schauen wir uns eine Dualseelengeschichte einmal genauer an, dann sehen wir eigentlich, dass alle wichtigen Dinge, die wir für unsere Entwicklung brauchen, immer vorhanden sind. Der Gefühlsklärer und die äußeren Umstände geben uns immer wieder Signale, um den Prozess durchlaufen zu können.

In Kurzform:

Man lernt einen Menschen kennen, mit dem man sich auf Anhieb unheimlich verbunden fühlt und den man mehr liebt, als jemals jemanden zuvor. Alles ist wunderschön, doch plötzlich zieht sich dieser Mensch aus unerfindlichen Gründen zurück und will nichts mehr von einem wissen. Geht man auf ihn zu, versucht um ihn zu kämpfen, weil man ihn nicht verlieren will, wird man sogar weggestoßen und eventuell verletzt. (*Hier gibt uns der Gefühlsklärer immer das Signal zum Loslassen. Wir sollen aufhören, um diese Liebe zu kämpfen, unsere Verlustängste überwinden und ihn ziehen lassen.*)

Tun wir das, dann können wir Abstand gewinnen, uns anschauen, was diese Ängste vielleicht mit uns gemacht haben und auch welche Verletzungen er einem unter Umständen zugefügt hat. Denn wir hinterfragen natürlich als Herzmensch sehr, was da alles und warum es passiert ist. Wir beginnen, uns selbst wieder mehr wahrzunehmen. Und wir beschließen im optimalsten Fall natürlich, dass wir mehr wert sind als ein solches Verhalten von einem Mann und rücken unseren Selbstwert wieder ins rechte Licht. (*Wir gehen in die Selbstliebe und bauen unseren Wert und unser Selbstbewusstsein wieder auf.*) Vor allem, weil wir vielleicht doch nochmal versucht haben, das Ganze mit ihm zu klären und wir erneut eine Verletzung und Abweisung oder auch nur Ignoranz erfahren haben. (*In diesem Fall bekommen wir das erneute Signal vom Gefühlsklärer, dass wir loslassen sollen.*)

Wir beschließen, dass uns das so nicht wieder passieren soll und sorgen dafür, dass wir uns emotional mehr schützen. (*Wir bauen unsere Schutzmauern auf und lernen Grenzen setzen.*) Denn so möchten wir von keinem mehr behandelt und verletzte werden. Eventuell meldet er sich auf einmal sogar wieder. Aber er will wieder keine Beziehung und stößt einen nach kurzer Zeit wieder zurück. (*Er fordert und testet die Grenzen, ob sie echt und wahrhaftig sind. Eventuell verletzt er erneut, wenn wir wieder zu lieb und gutmütig sind, um dafür zu sorgen, dass der emotionale Schutz weiter verstärkt wird.*) Setzen wir ihm dann eine entsprechende Grenze und gehen aus eigener Kraft, statt zurückgelassen zu werden, weil es uns einfach reicht mit dem Hin und Her, dem immer wieder Ranziehen und Wegschubsen, kehrt erstmalig Ruhe ein. Wir stärken unsere Schutzmauern erneut, können emotional zur Ruhe kommen und fangen wieder an, unser Leben zu genießen.

Gerade in dieser Zeit meldet er sich gar nicht. Und auch das hat seinen Sinn. Kommt man hier immer noch nicht zur Ruhe und lässt die letzten Verletzungen, Hoffnungen, Enttäuschungen nicht los, geht man an dieser Stelle nicht wieder in sein eigenes Leben zurück, sondern hofft und wartet, dass er doch vielleicht noch kommt, trotz all der Zeit, dem Leid, das er einem zugefügt hat, muss er nach außen zeigen, dass er nicht kommen wird. Er muss nach außen sichtbar machen, dass er nichts an dem derzeitigen Zustand verändern wird, damit wir letztlich, wenn nicht aus Vernunft doch über die Dauer der Zeit, die wir warten, diese Hoffnung aufgeben und doch loslassen und in unser eigenes Leben zurückkehren.

Du siehst, alle äußeren Umstände und auch er geben immer wieder Signale, damit wir unsere Lernaufgaben machen können. Wir müssen nur die Augen öffnen, unseren gesunden Menschenverstand einschalten und sie auch wahrnehmen wollen.

Wie ist es mit dem freien Willen bei einer Dualseelenverbindung? Der spielt doch auch eine Rolle, oder nicht?

Natürlich gibt es unseren freien Willen immer. Du als Loslasser hast ihn und er als Gefühlsklärer selbstverständlich auch. Auch wenn wir immer wieder sagen, dass du ihn im Dualseelenprozess durch die Lernaufgaben mitziehst, er dort passiv ist und mitarbeiten „muss".

Genauso wie du entscheiden kannst, ob du diese Dualseelenreise antreten willst, kann natürlich auch er entscheiden, ob er mitmachen möchte. Doch schauen wir uns diese Wahl, die dort getroffen werden kann, erst einmal bei uns Loslassern an:

Wenn die Situation erst einmal verfahren ist, die Rückzüge des Gefühlsklärer kommen, stehen wir als Loslasser alle irgendwann an einen Punkt, wo wir entscheiden müssen: Ewig weiterleiden oder etwas verändern. Auch wenn uns diese Veränderung erst einmal ängstigen und auch schmerzvoll ist. Natürlich haben wir in diesem Moment die freie Wahl und unseren freien Willen. Doch die Wahl lautet eben nur: Weiter leiden oder Veränderung. Etwas Anderes dazwischen gibt es nicht. Das haben wir meist über alle möglichen Versuche, es anders zu machen oder diese Wahl zu umgehen oder auch über die Zeit, gelernt. Sicherlich kennst du das. Irgendwann kommen wir also an den Punkt, wo wir wählen loszulassen, weil der Leidensdruck einfach zu groß ist, unser Leben, unsere Lebensumstände, Freundschaften, Familie, Job, Finanzen und eventuell auch unsere Gesundheit so sehr darunter gelitten haben.

Das Gleiche gilt natürlich für den Gefühlsklärer am Ende der Entwicklung. Im Verlauf des Dualseelenprozesses geht es ihm immer schlechter, der Liebeskummer und die Sehnsucht werden immer schlimmer. Seine Lebensumstände spiegeln seinen inneren Kampf, der ihm irrsinnig viel Kraft raubt, mehr und mehr wider. Alles läuft schief, zerrinnt ihm zwischen den Händen, egal was er tut und wie sehr er sich bemüht. Auch er kommt irgendwann an den Punkt, wo er nur noch eine Wahl hat: Weiterleiden oder seine Gefühle mit dir zu klären. Natürlich werden wir genau hier immer wieder gefragt: Und wenn er sich dennoch gegen mich entscheidet? Er hat doch immer noch seinen freien Willen. Wählen kann er mit seinem freien Willen sicherlich, aber die Wahl gegen Dich würde auch immer Leid bedeuten.

Stell dir das Ganze vielleicht einmal so vor:

Man geht zum Arzt, weil man Rückenschmerzen hat. Der Arzt stellt seine Diagnose und sagt gleich: „Sie kommen aber um eine OP der Wirbelsäule letztlich nicht herum. Wir sollten das sofort machen." Die innere Angst vor einer Operation sagt jedoch eindeutig: NEIN! Alles, nur das nicht. Deshalb wird die Operation erst einmal abgelehnt, schließlich kann man ja wählen, was man will und was nicht, und alle möglichen Therapiealternativen werden durchprobiert. Es kommen Schmerzmittel, Betäubungsmittel, Massagen, Physiotherapie, Akkupunktur und so weiter und so fort. Irgendwann ist man austherapiert, nichts hilft mehr. Nichts kann den stetig schlimmer werdenden Schmerz mehr stillen. Das Rückenleiden zermürbt die eigene Stimmung, die Seele, das Wohlbefinden. Man hat irrsinnig viel Geld ausgegeben, man kann nicht mehr arbeiten, sich nicht mehr konzentrieren. Die eigenen schmerzhaften Launen vergraulen Freunde, bringen Stress in der Familie. Irgendwann geht nichts mehr. Alles ist nur noch Rückenschmerz. Am Ende hat man immer noch die Wahl: Weiter leiden oder Operation. Aber eben auch nur diese Wahl. Keine Operation bedeutet immer wieder: Weiter leiden.

Jeder halbwegs vernünftig denkende Mensch wird sich dann doch schließlich für die Operation entscheiden. Hauptsache der Schmerz hört auf. Der eigene Leidensdruck muss nur die Angst übersteigen.

So kommt es, dass ein Loslasser immer irgendwann seine Wahl treffen muss, etwas zu verändern. Und der Gefühlsklärer ebenfalls.

Muss ich erst alle Nebenlernaufgaben gelöst haben, bevor er kommen kann?

Die Nebenlernaufgaben innerhalb einer Dualseelenverbindung können recht vielfältig sein. Da wären unter anderem:

- Finanzen & Job aufbauen
- Berufung annehmen & Spiritualität leben
- Mutter- & Vaterthemen
- Freundeskreis erneuern
- Trennung vom bestehenden Partner
- Sicherheiten aufgeben & selbst schaffen

Bei den großen Lernaufgaben haben wir folgende:

- Ängste überwinden
- Loslassen
- Selbstliebe
- Grenzen setzen
- Lebensfreude

Wenn man sich beide Lernaufgabengruppen einmal genau ansieht, dann fällt vor allem eines auf:

Die Hauptlernaufgaben beinhalten vor allem Dinge, die man macht oder nicht macht. Es gibt dort kaum Zwischentöne. Man hat entweder Angst oder nicht. Man lässt entweder los oder eben nicht. Man liebt sich selbst oder auch nicht. Ähnlich ist es mit dem Grenzen setzen und der Lebensfreude. Man ist glücklich und freut sich des Lebens oder auch nicht.

Diese Lernaufgaben sind also eher auf eine Art schwarz/weiß zu sehen. Es sind schon große Prozesse notwendig, um dorthin zu kommen. aber letzten Endes ist es etwas, was man dann eben tut oder nicht.

Bei den Nebenlernaufgaben geht es dafür eher darum, zu lernen, dass man besser mit den Finanzen haushalten muss, weil man das eben vorher nicht getan hat und die finanzielle Situation gerade nicht rosig aussieht. Hat man aber einen großen Berg Schulden, muss der deswegen noch nicht abbezahlt worden sein, bevor dein Gefühlsklärer auf dich zukommen und die Dualseelenverbindung gelebt werden kann. Man muss quasi „nur" schon besser mit seinen Finanzen umgehen und bei diesem neuen Verhalten auch bleiben.

Genauso verhält es mit der Spiritualität als Nebenlernaufgabe. Sich spirituell weiterzuentwickeln kann Jahre in Anspruch nehmen. Und irgendwie lernt man in diesem Bereich nie aus. Auch hier muss man dies Reise aber angetreten sein.

Geht es um die Trennung vom bestehenden Partner, sollte die Trennung ausgesprochen sein, eine räumliche Trennung bestenfalls auch schon vollzogen worden sein, aber die Scheidung muss noch nicht durch sein. Denn auch das kann sich ja unter Umständen über Jahre hinziehen.

Bei den Nebenlernaufgaben geht es also darum, dass sie im Auflösungsprozess sind, angegangen wurden. Sie müssen aber noch nicht abgeschlossen sein. Die Lektion dahinter muss verstanden worden und in Arbeit sein.

Wir müssen allerdings dazu sagen, dass auch die Nebenlernaufgaben essentiell sind. Geht man an sie nicht ran, weil man meint, dass sie nicht so wichtig wären, können sie genauso die Entwicklung deiner Dualseelenverbindung behindern und ausbremsen, wie die großen fünf Hauptlernaufgaben.

Wieso kann man eine Dualseelenverbindung nicht über Freundschaft oder eine Affäre klären?

Wir wünschten uns sehr oft, dass wir dir diesen Weg anbieten könnten. Denn wir wissen, wie schwer es ist eine eventuelle Freundschaft oder Affäre zu beenden und womöglich den Kontakt auch noch total abzubrechen. Doch leider haben wir immer wieder festgestellt, dass beide Wege absolute Zeitverzögerer wenn nicht gar Zeitverschwendung sind, weil sich über diese Wege beim Gefühlsklärer einfach nichts verändert. Und das hat auch einen Grund:

Innerhalb einer Affäre oder Freundschaft kann sich der Gefühlsklärer in einer Art Komfortzone bewegen. Er ist immer von zwei Ängsten getrieben. Eine Angst, die, sich auf diese wundervolle Liebe einzulassen, die Angst vor den tiefen

Gefühlen, sitzt im Kopf. Die andere Angst, nämlich die, diesen wundervollen Menschen, seinen Loslasser zu verlieren, hat ihren Platz im Herzen. Denn schließlich liebt er dich ja auch. Da beide miteinander konkurrieren, möchte der Gefühlsklärer am liebsten beide beruhigen können. Das heißt: Auf der einen Seite darfst du ihm nicht zu nahekommen, auf der anderen Seite darfst du aber auch nicht zu weit weg sein. Und da kommen ihm eine Freundschaft oder eine Liebschaft natürlich gerade recht.

Innerhalb dieser Konstellation muss er sich keiner seiner Ängste stellen. Denn die Freundschaft oder Affäre erlaubt ihm ja, immer wieder auf dich zurückzugreifen, wenn er das möchte. Er muss sich in beiden Fällen aber auch auf keine Beziehung einlassen. Schließlich ist es ja nur Freundschaft oder Affäre. Er kann sich also auch immer wieder zurückziehen, wenn es ihm gerade zu viel wird.

Entwicklungstechnisch gesehen ist das für ihn ein absoluter Nullpunkt. Er muss sich nicht entwickeln, keine inneren Muster auflösen oder gar sich irgendwelchen Ängsten stellen. Braucht er deine so angenehme Energie von dir, möchte er sich wohlfühlen, dich sicherstellen und deine Liebe, Wärme und Nestwärme genießen, dann kommt er. Will er das gerade alles nicht, bleibt er einfach fern. Er kann also kommen und gehen wie er möchte, während du immer wieder leidest, weil er sich a) auch hier immer wieder zurückzieht und b) du dir ja eigentlich etwas Anderes erhofft. Du bleibst also leidend zurück und er zieht aufgetankt mit deiner Liebe und Energie wieder von Dannen.

Wir wollen hier einem Gefühlsklärer keine Boshaftigkeit unterstellen. Auch er handelt nur nach seinen Ängsten. Und oft genug begreifen sie gar nicht, wie schwer das für uns Loslasser ist, wie kräftezehrend und auslaugend.

Wichtig ist, dass du nicht auf diese Falle hereinfällst zu glauben, dass dieser Weg sinnvoll wäre. Meist können Gefühlsklärer nämlich nicht einmal die Freundschaft oder Affäre richtig führen. Denn wir oft hören wir, dass er zwar kommen und gehen, sich melden kann, wann immer er möchte. Aber das gilt noch lange nicht für dich. Schreibst du ihn an, meldet er sich nicht zurück, willst du ihn sehen, reagiert er nicht oder hat keine Zeit. Die Situation ist meist weit von einer normalen und gleichberechtigten Freundschaft oder Affäre entfernt. Das heißt, dir geht es dann immer wieder schlecht. Und es kostet Kraft und Lebensqualität, wenn er dann wieder geht, wenn du nie weißt für wie lange wieder. Eine Dualseelenverbindung über diesen Weg klären wollen, ist in aller Regel eine Illusion, die einen möglicherweise Jahre wertvoller Zeit kosten kann.

Wie funktioniert das mit der bedingungslosen Liebe, wenn doch alles so kompliziert ist bei einer Dualseelenliebe?

Wir stellen immer wieder fest, dass das Thema bedingungslose Liebe missverstanden wird. Denn oft wird es mit einem übermäßigen Lieb sein und einer unermesslichen Ertragen von Missständen gleichgesetzt. Viele glauben, dass bedingungslos zu lieben bedeutet, dass man alles hinnehmen muss, was der andere tut. Egal welche Verletzungen kommen, egal wie sehr auf den eigenen Gefühlen und auf der eigenen Seele herumgetrampelt wird. Man muss es hinnehmen und den anderen dennoch lieben, ihm vergeben, den Frieden wahren und sogar noch mehr lieb sein. Hinzu kommt, dass man sich selbst immer wieder in Frage stellt: "War ich nicht lieb genug? Was habe ich falsch gemacht? Habe ich ihn nicht genug geliebt? Habe ich es ihm nicht recht gemacht?" Und vor allem, kann man sich selbst erst akzeptieren und lieben, wenn man diese schwierige Aufgabe gemeistert hat. Vorher ist man selbst nicht gut genug. Damit ist das Pferd aber von hinten aufgezäumt.

Bedingungslose Liebe hat ihre Basis, ihre Kraft und ihre Wurzeln einzig und allein in der Selbstliebe. Andersherum funktioniert es nicht.

Nehmen wir uns dazu ein einfaches Beispiel:

Wenn du bedingungslos lieben sollst, ist das, als wenn du die Sonne in deinem Universum bist, die alle Menschen um dich herum wärmt, liebt und nährt. So wie die Sonne ungeachtet aller Umstände jeden Planeten, jedes Tier, jede Pflanze, jeden Menschen – egal ob gut oder schlecht - wärmt und nährt. Damit sie das aber kann, braucht sie ihre ganze Strahlkraft. Aus sich selbst heraus. Damit du das also tun kannst, musst du aus dir heraus strahlen können, ungeachtet aller äußeren Umstände. Und diese Strahlkraft ist deine Liebe zu dir selbst. Das hat nichts mit Egoismus zu tun, sondern vielmehr mit einem gesunden Respekt vor deiner Person, einer Selbstachtung, einem mit dir selbst im Reinen sein.

Wenn wir uns die Sonne ansehen, dann ist ihre Strahlkraft, ihre Hitze und ihre ganze Energie in ihrem Kern am stärksten. Das heißt, die Liebe zu dir selbst, im tiefsten Inneren, muss erst einmal stark und kraftvoll sein, bevor du jemand anderen bedingungslos lieben kannst. Du musst dich akzeptieren können, mit allen Stärken und Schwächen, mit deinen Möglichkeiten, Fähigkeiten und Grenzen. Und du musst aufhören, dich zu kritisieren und in Frage zu stellen. Die Sonne stellt sich nicht in Frage, oder?

Wenn du das kannst, dann kannst du auch alle anderen Menschen da draußen so nehmen wie sie sind. Sie so akzeptieren und lieben. Du kannst ihre Grenzen und Schwächen sehen und dir sagen: „Ja, verstehe ich. Auch ich habe Schwächen. Auch ich habe Grenzen, die ich nicht überschreiten möchte. Das ist auch bei dir in Ordnung so." Du kannst plötzlich jeden auf seinem Weg dort stehen lassen, wo er ist. Du akzeptierst und würdest nicht mehr erwarten, dass jemand etwas tut, wenn er es nicht kann oder will. Aber da du dich dann auch achtest, wahrnimmst und deine Grenzen respektierst, heißt das auch, dass du nicht alles mit dir machen lässt. Du willst zwar niemanden verändern oder etwas erzwingen, aber du bist dir auch wert, nicht schlecht behandelt zu werden und zu gehen, wenn jemand partout nicht will oder nicht aufhört, dir wehzutun.

In deiner Dualseelenverbindung bedeutet das also, dass die Lernaufgabe Selbstliebe genau zu dieser Fähigkeit verhilft, bedingungslos lieben zu können. Du lernst durch sie weiter loszulassen und Grenzen zu setzen, wenn er dich verletzt, enttäuscht oder dich vielleicht auch zurückstößt. Deine Selbstliebe erlaubt und ermöglicht dir diesen Selbstschutz. Die bedingungslose Liebe dahinter sorgt aber auch dafür, nicht von ihm zu erwarten, dass er etwas verändern muss. Sie ermöglicht dir, Verständnis für seinen Lernprozess aufzubringen und ihn seinen Entwicklungsweg gehen zu lassen, ohne einzugreifen oder ihm Schritte abnehmen zu wollen. Du kannst einfach akzeptieren und respektieren, dass er bestimmte Dinge noch nicht kann, noch nicht leisten kann und (noch) nicht will. Und die Liebe zu ihm bleibt. Aber du versuchst einfach nicht mehr, etwas zu „erzwingen". Und du kannst dir gleichzeitig erlauben, dein Leben schön zu finden und es zu genießen. Auch wenn er gerade (noch) nicht da ist.

Kann ich eine Dualseelenverbindung mit Liebe/Lieb sein klären?

Diese Frage ist leider schwerer zu beantworten, als es vielleicht auf den ersten Blick erscheint. Denn es kommt darauf an, von welcher Seite man „Lieb sein" und „mit Liebe" betrachtet. Wenn das bedeutet, dass du dir alles gefallen lässt, immer wieder nachgibst und deine eigenen Bedürfnisse immer wieder hintenanstellst, dann müssen wir klar nein sagen. Wenn es jedoch darum geht, einen freundlichen Umgangston beizubehalten, den anderen nicht böswillig zu verletzen, durchaus auch liebevoll seine eigenen Grenzen zu setzen und die eigenen Bedürfnisse zu wahren, dann ist die Antwort eindeutig ja.

Ein ganz entscheidender Aspekt ist zudem folgender:

Als Loslasser bieten wir unserem Gefühlsklärer die Art von Hilfe und Lösungsstrategien für seine Entwicklung an, von der wir meinen, dass wir sie in der Situation auch gut gebrauchen können. Wir gehen also von uns selbst als Loslasser aus, der gut mit Gefühlen, Gesprächen und emotionalen Spannungen und Problemen umgehen kann. Wir bieten die Hilfe, die wir kennen und die wir brauchen können. Der Gefühlsklärer ist jedoch in der Kindheit mit ganz anderen Mustern geprägt worden, hat ganz andere Ansätze mit Gefühlen und emotionalen Dingen umzugehen. Er kommt aus einem ganz anderen emotionalen und auch energetischen Hintergrund. Deshalb kann er oft mit den Hilfestellungen und

Problemlösungsstrategien, die wir anbieten, nichts oder nur wenig anfangen. Als Loslasser sollten wir ihm also lieber – und das aus ganzem Herzen – die Hilfe angedeihen lassen, die ihm hilft. Und das bedeutet oft eben auch, einmal klarer mit ihm zu reden anstatt zu emotional, ihm eine Grenze zu setzen und auch seine Rückzüge zu akzeptieren und ihn erst einmal laufen zu lassen, ihn nicht zu bedrängen.

Vielleicht wird das mit einem Beispiel deutlicher:

Auch seine Blockaden sind oft Ängste. Stellen wir ihn uns wie ein ängstliches Tier im Käfig vor, dass sich in die Ecke kauert. Wir als Loslasser versuchen dann oft, uns zu nähern und signalisieren aus vollstem Herzen, dass wir es gut meinen, lieb sind und nur helfen wollen. Das Tier faucht jedoch, je näher wir kommen und warnt, dass wenn wir uns noch mehr nähern, dass es kratzen und beißen wird. Oft übersehen wir dieses erste Signal schon, weil wir es doch eben lieb meinen. Und schon ist es geschehen. Wir haben das Tier weiter bedrängt und es beißt.

Das Tier hat mit seiner ganzen Haltung zu verstehen gegeben, dass es Abstand möchte und Ruhe braucht, um sich zu beruhigen und eventuell auch Vertrauen fassen zu können. Wir meinen es jedoch im wahrsten Sinne des Wortes zu lieb und bedrängen trotzdem. Und schon haben beide eine schlechte Erfahrung gemacht. Das Tier, dass sein Wunsch nach Ruhe und Abstand nicht gewahrt und akzeptiert wird und wir, dass wir gebissen werden.

Lieb sein und liebevoll eine Dualseelenverbindung klären zu wollen, ist immer gut. Aber mit dem Lieb sein den anderen zu bedrängen und seine Bedürfnisse nicht zu akzeptieren, wird nicht zum Erfolg führen.

siehe auch die vorherige Frage

Warum heißt im englischsprachigen Raum immer Twin Soul oder Twin Flame, wenn es doch keine Zwillingsseelen, sondern Dualseelen sind?

Im Englischen haben wir die Problematik, dass es keinen Begriff für Dualseele gibt, sondern nur für die Zwillingsseelen. Das problematische für uns ist eher, dass dadurch im deutschsprachigen Raum beide Begriffe fast synonym verwendet werden und dadurch oft Verwirrung stiften. Wir unterscheiden jedoch sehr deutlich zwischen Dualseele und Zwillingsseele, weil alleine die Begriffsbedeutung unterschiedlich ist.

Unter Zwillingen verstehen wir etwas sehr Ähnliches. Dualität hingegen bedeutet sogar „sich widersprechend, sich gegenüberstehend".

Zwillingsseelen fühlen eine sehr starke Anziehungskraft zueinander, haben aber in aller Regel überhaupt keine

Probleme, in eine Beziehung zu finden und sich da auch wundervoll zu verstehen. Sie sind die perfekten Ehepartner, für langjährige Beziehungen mit Familienleben und Kindern, weil man sich gut versteht und auch ein unheimlich großer Anteil Freundschaft diese Seelenverbindung trägt. Nach der ersten Verliebtheit, den ersten Jahren jedoch, versiegt die sexuelle Anziehungskraft. Man funktioniert als Paar und Eltern gut, die Freundschaft zueinander hält viel zusammen. Aber man lebt er wie Geschwister nebeneinander her. Die Lernaufgabe, die dieses Seelenpaar miteinander hat, ist die Trennung und aus der Beziehung, die es einst war, eine Freundschaft zu machen. Denn ein Zwillingsseelenpaar möchte beide Aspekte leben: Liebe und Freundschaft.

Ein Dualseelenpaar jedoch hat anfangs Schwierigkeiten überhaupt in die Beziehung zu finden, mit allen Leiden und Turbulenzen, die du ja auch sicher aus eigner Erfahrung gut kennst. Dieses Seelenpaar soll lernen, sich selbst von allen Ängsten und Blockaden zu befreien und wahrhaftige Liebe leben zu können. Der Weg dahin ist die harte Arbeit, problematisch und schmerzhaft. Und es stehen ein riesiger Entwicklungsprozess und viele große Lernaufgaben für beide dahinter. Die wundervollste Beziehung, die es gibt, wartet dafür am Ende des Weges auf beide.

Der Verlauf bei Zwillingsseelen und Dualseelen ist also fast spiegelverkehrt.

Wenn Du also genau hinschauen willst, was mit Twin Souls gemeint ist, wenn dieser Begriff fällt, schau dir an, welche

Geschichte dahintersteht. Und du weißt, ob es sich um Dualseelen oder Zwillingsseelen handelt.

Gelten alle Zusammenhänge für Loslasser und Gefühlsklärer auch in einer homosexuellen Konstellation?

Liebe ist Liebe. Sie urteilt und bewertet nicht. Sie ist einfach nur. Deshalb gibt es natürlich auch Dualseelenverbindungen zwischen homosexuellen Menschen. Auch wenn wir schon anderes gehört haben, können wir nur bestätigen, dass es der Dualität, der Seele und der Liebe völlig egal ist, welchen Geschlechts der andere ist.

In einer homosexuellen Verbindung ist es ebenfalls so, dass einer die Rolle des Loslassers innehat, der andere die des Gefühlsklärers – mit allen dazugehörigen Verhaltensweisen, Mustern und Lernaufgaben. Das heißt, dass einer eher die weibliche Energie in sich trägt, der andere eher die männliche. Aber so ist es ja eh oft in homosexuellen Beziehungen. Dementsprechend ist muss auch hier der Loslasser alle Lernaufgaben des Loslassers angehen, lösen und heilen. Der Gefühlsklärer durchläuft seine ihm zugehörigen Entwicklungsprozesse.

> Wir sind beide nicht lesbisch beziehungsweise schwul, haben uns aber ineinander verliebt. Wie verhält sich so eine Dualseelengeschichte dann?

Auch diese Konstellation finden wir gar nicht so selten vor. Auch hier müssen wir sagen, dass es in einer Dualseelenverbindung und deren Entwicklungsprozess um die beiden Seelen geht, nicht um das Geschlecht.

Die eigene Sexualität ist aber sicherlich Thema. Hinzu kommt in dieser Konstellation nämlich auch noch als Nebenlernaufgabe das Thema Bisexualität und Outing der selbigen. Denn oft sind in dieser Situation auch noch beide Männer oder Frauen verheiratet und haben Kinder. Das gestaltet sich sicherlich schwierig. Aber es geht auch hier darum, dass der Loslasser zu sich und seinen Gefühlen steht, diese Bedürfnisse auch umsetzt und verteidigt. Dass er sich dafür nicht verurteilt oder alle Schuld auf sich nimmt, weil er vielleicht zwei Familien zerstört. Beim Gefühlsklärer geht es nach wie vor darum, sich meist aus durch Vernunft und Verpflichtung geprägten Beziehungen zu lösen und sich für sein eigenes Lebens- und Liebesglück zu entscheiden.

siehe auch die vorherige Frage

Warum stimmen genannte Zeiten von den Kartenlegern immer nicht?

Wenn es um das Hellsehen, Wahrsagen und Kartenlegen geht sind Zeiten immer ein schwieriges Thema. Wenn du dir schon einmal über diesen Weg Rat und eine Prognose abgeholt hast, dann kennst du es sicherlich, dass genannte Zeiten nicht stimmen oder plötzlich um ein oder mehrere Jahre verschoben sind.

Das Problem, dass sich hier mit den Zeitangaben ergibt, ist, dass man auch diese wieder loslassen muss. Genannte Zeiten, wann er sich meldet oder endlich aus seinem Rückzug wieder auf einen zukommt, er endlich für eine Beziehung bereit ist, laden leider dazu ein, in eine Erwartungshaltung zu gehen. Und hier steckt das Wort „warten" leider schon drin. Warten im Dualseelenprozess ist aber eine Art Anhalten und Stillstand. Das heißt der Entwicklungsprozess stagniert, wenn man in eine Warteposition geht und in der Erwartungshaltung verharrt. Und das wiederum heißt, dass sich nichts weiterentwickelt. Der Prozess stagniert.

Wir hängen an diese Zeiten eine Erwartungshaltung, weil uns die Liebe und unser Dualseelenpartner natürlich besonders wichtig ist. Das heißt, es ist unheimlich schwer, diese Angaben wieder zu vergessen und beiseite zu schieben. Damit klammern wir aber quasi an ihnen und lassen sie nicht los. Damit kann der Prozess natürlich nicht mehr frei fließen und sich entwickeln. Und oft stagnieren wir dann auch im Fortgang unserer eigenen Lernaufgaben.

Im Gegensatz dazu hast du sicherlich schon erlebt, dass Dinge, die Du bei einer Sitzung, einem Reading oder einer Kartenlegung auch nach Dingen gefragt hast, die nur am Rande wichtig waren. Bei diesen Dingen stimmen die Zeiten fast immer, da wir diese eben wieder beiseiteschieben können und damit loslassen. Dort halten wir durch unsere Erwartungshaltung die Entwicklung oft einfach nicht auf. Und dann kommt es auch.

Tu dir also in aller Regel den Gefallen, auf Zeitangaben zu verzichten. Oft baut man sich damit die nächste Falle zum Thema Loslassen, Erwartungshaltung und Warten. Wenn du keine Zeiten wissen willst, dann kannst du das umgehen und dich um einigen Stress und eine Extrarunde loslassen erleichtern.

Wenn ich ihn loslasse, dann ist doch die Liebe weg. Oder nicht?

Diese Frage hören wir sehr oft. Denn oft haben wir das Gefühl, wenn wir loslassen, würden wir die Verbindung zu diesem besonderen Menschen aufgeben. Das ist aber weder der Fall noch möglich.

Zum einen muss man verstehen, dass die Dualseelenverbindung natürlich auf seelischer und emotionaler Ebene besteht. Und diese Bindung, gerade die seelische, kann nicht gekappt werden. Loslassen ist nur ein Prozess, um sich vom Leid, dem Liebeskummer und all dem Herzschmerz zu lösen. Wir werfen eigentlich damit den Ballast ab, die Ängste und Blockaden, die uns eher von der Liebe entfernen als uns ihr näher zu bringen. Nur weil du loslässt, verlierst du also diesen Menschen nicht, denn die Verbindung bleibt.

Stell es dir vielleicht einfach so vor, als wenn du deinen geliebten Hund, mit dem du draußen spazieren gehst, von der der Leine lässt. Warum lässt du ihn überhaupt von der Leine? Warum lässt du ihn buchstäblich los? WEIL du ihn liebst. Weil du möchtest, dass er herumtollen kann, mit anderen Hunden spielen und sich austoben kann. Du schenkst ihm Freiheit. Liebt dich dein Hund deswegen weniger? Liebst du deshalb deinen Hund weniger? Wohl kaum. Dagegen wird ein Hund, den man ständig kurzhält und in Ketten legt, bei der erst besten Gelegenheit, die sich ihm bietet, fortlaufen, wenn er kann.

Ähnliches geschieht, wenn deine Kinder erwachsen und flügge werden und das Haus verlassen, weil sie ihr eigenes Leben leben wollen. Lieben dich deine Kinder nicht mehr, weil du sie ziehen und in ihr eigenes Leben gehen lässt? Liebst du sie deswegen nicht mehr? Nein! Sie kommen dich nach wie vor besuchen, du besuchst sie. Die Liebe und Verbindung zwischen euch wird mit weniger Druck und Klammern sogar sicherlich noch viel schöner sein. Eure Verbindung und Beziehung entwickelt sich einfach weiter und erreicht andere schöne Facetten.

Liebe lässt doch eher frei, als jemanden an sich zu ketten. So kann Liebe nicht gedeihen. Wenn du also deine Dualseele loslässt, kann niemals weder deine noch seine Liebe weggehen. Sie kann sich aber frei entfalten.

> Ich kann aber ohne ihn nicht glücklich sein. Was mache ich denn nun?

Während des Dualseelenprozesses müssen wir durch verschiedene Lernaufgaben und Entwicklungsprozesse für unsere Seele und Persönlichkeit. Als Loslasser tendieren wir immer wieder dahin, unsere eigenen Bedürfnisse und Wünsche hintenanzustellen und nur den anderen, die Kinder, Familie, den Partner wichtig zu machen. Wir versuchen alles, um andere glücklich zu machen und sind erst zufrieden, wenn es alle sind. Wir machen dadurch unbewusst unser Glück vom Glück anderer beziehungsweise auch von Personen abhängig. Wir brauchen sie – zu sehr.

Auf dem Heilungsweg von Dualseelen soll der Loslasser aber genau aus dieser Art Abhängigkeit heraustreten. Denn er definiert sich ja fast nur über diese aufopfernde und fürsorgliche Haltung für andere und damit auch für den

Gefühlsklärer. Fehlt dieser Mensch also, darf und kann man ihn nicht glücklich machen, dann fehlt auch das eigene Glück.

Das macht es aber für den Gefühlsklärer sehr schwer. Denn schon allein von der Energie lastet ein enormer Druck auf ihm. Er ist eh derjenige in der Seelenverbindung, der vorerst schlechter mit seinen Gefühlen und denen anderer umgehen kann. Nun lastet aber auch noch die emotionale Last auf ihm, dass dein Lebensglück von ihm abhängig ist.

Auf dem Dualseelenweg ist es deshalb für dich und auch für deinen Seelenpartner entscheidend, dass du lernst, auch deine Bedürfnisse und Wünsche wahrzunehmen. Dass es nicht nur um den Gefühlsklärer geht, sondern auch um dich. Dass nicht nur er für dein Glück zuständig ist, sondern du das auch für dich selbst tun kannst. Das geschieht vor allem in der Lernaufgabe Selbstliebe. Sie verhilft außerdem, die richtigen und gesunden Grenzen anderen gegenüber zu setzen. Und das Verhältnis zwischen deinen Bedürfnissen und denen anderer, das lange schief zu deinen Ungunsten lag, kommt in eine Ausgeglichenheit und Balance.

Gehst du diesen Schritt nicht, kümmerst du dich nicht gut um dich selbst, lernst Nein sagen, wenn dir etwas zu viel ist, und schaffst selbst keinen Raum für deine Bedürfnisse in deinem Leben, ist der letzte Schritt im Lernprozess fast nicht zu erreichen: die Lebensfreude. Du schließt dann jedoch deinen Lernweg nicht ab und damit dann leider auch nicht die Auflösung dieses Dualseelenkarmas.

Wie erkenne ich, dass ich wirklich richtig losgelassen habe?

Das Loslassen an sich ist ein recht einfacher Prozess und in der Regel recht schnell erledigt. Das was uns in der Regel vom Loslassen abhält sind unsere Ängste und dabei vor allem die Verlustangst.

Stell dir einfach einmal vor, du stehst neben deinem Auto auf der Autobahn, weil du eine Panne hast. An der Hand hast du deine kleine Tochter. Würdest du unter solchen Umständen dein Kind von der Hand lassen? Sicherlich nicht. Du hast viel zu viel Angst, dass es losläuft und ein schrecklicher Unfall passiert.

Bist du jedoch auf einer wundervollen Wiese mit deinem Kind, und nichts und niemand weit und breit ist da, das eine Gefahr darstellen könnte, würdest du nun deine Tochter loslassen, damit sie auf der Wiese tollen kann? Sicherlich, oder?

Es ist also abhängig von deiner Angst, welches Risiko du eingehst, und der Angst, was passieren könnte, ob du loslässt oder nicht.

Du erkennst also hauptsächlich daran, dass du richtig losgelassen hast, wenn du keine Angst mehr hast. Aber auch ein Gefühl von Gelassenheit und emotionaler Leichtigkeit ist wichtig. Denn natürlich können wir auch trotz Ängsten loslassen.

Fühlst du dich also schon gelassen und ruhig, wenn du an deinen Gefühlsklärer denkst, und steigt nicht sofort Anspannung Angst in dir hoch, dann ist das ein guter Indikator. Denk immer wieder daran, dass Loslassen uns vor allem aus dem Leid in dieser Beziehung löst. Nicht von der Liebe. Deshalb ist es natürlich, wenn wir es nicht schön finden, bestimmte Dinge hinzunehmen oder auch tun zu müssen. Dass du dich also einmal schlecht fühlst, weil du ihn bei einem erneuten Rückzug wieder ziehen lassen musst, ist also nicht entscheidend. Sondern vielmehr, ob du ihn dann auch gehen lässt.

Was wir auch oft festgestellt haben, ist, dass meist die Loslasserinnen gut losgelassen haben, die sich oft selbst reflektieren. Das heißt, sie hinterfragen sich – nicht zu selbstkritisch, aber dennoch -, ob sie losgelassen haben oder ob ihnen noch etwas fehlt. Diejenigen, die meist allzu sehr davon überzeugt sind, dass alles schon losgelassen ist, inklusive aller Verletzungen, geplatzten Hoffnungen, dem Kummer und dem Schmerz, übersehen oft noch irgendwo etwas. Sich selbst mit einer gesunden Reflektion zu prüfen, ist also auch immer richtig. Schließlich ist auch das Loslassen mit den dahinterliegenden Ängsten ein Entwicklungsweg, der an einigen Tagen mal einfacher und an anderen Tagen auch mal schwerer fällt.

Ich habe das Gefühl irgendwas hängt noch fest. Wie kann ich den letzten Zipfel loslassen?

Wenn man das Gefühl hat, dass man irgendetwas noch nicht losgelassen hat, dann lohnt es sich oft noch einmal genauer hinzuschauen, was das genau sein könnte. Und auch hier können uns Ängste, die den Gefühlsklärer betreffen, helfen, den Knackpunkt zu finden.

Geh gedanklich einfach nochmal ein paar Dinge aus der Vergangenheit durch. Das können unterschiedliche Sachen sein:

- Begegnungen mit ihm
- Aussagen, die er getroffen hat
- Nachrichten von ihm
- Verletzungen, die vorgefallen sind
- und so weiter

Und spüre bei diesen Dingen einmal hinein, ob sich noch irgendwo Ängste auslösen lassen oder irgendetwas vielleicht auch nicht verziehen oder vergeben ist. Setzt dich mit der Thematik, die sich da dann eventuell zeigt, einfach noch einmal auseinander.

Kommst du hier nicht weiter, dann ist es eventuell eine Angst, die sich auf die Zukunft bezieht. Deshalb würden wir dir in diesem Fall vorschlagen, dich mit dem Worst Case Szenario auseinanderzusetzen. Das bedeutet, man setzt sich einmal mit dem Gedanken auseinander, wenn er sich tatsächlich nie wieder meldet oder du ihn nicht wiedersehen wirst oder ihr niemals in eine Beziehung geht.

Ganz wichtig dabei ist: Es geht hier nur darum, sich mit der Angst auseinanderzusetzen, um sie zu entkräften. Es geht nicht darum, dass er nicht käme und auch nicht darum, dass du diesen Gedanken schön finden sollst. Denn natürlich darf dir der Gedanke nicht gefallen. Aber wenn du hier schlussendlich sagen kannst, dass du dir zwar lieber wünschen würdest, dass ihr in eine gemeinsame Zukunft finden würdet, aber dein Leben deshalb nicht seinen Sinn verliert, sondern trotzdem schön werden kann. Wenn du an dieser Stelle dir zwar wünschen würdest, dass er kommt, es aber nicht mehr von ihm erwartest, dann ist es perfekt. Dann hast du sicherlich alles soweit losgelassen.

Ein letzter Zipfel Hoffnung, dass alles letztendlich zu einem Happy End führt darf nämlich bleiben. Er darf aber nicht alltags- oder lebensbestimmend sein oder dich gar in der Lebensfreude oder deinen weiteren Lernaufgaben hindern.

siehe auch die vorherige Frage

Ich komme einfach nicht aus der „Warteschleife" raus.
Was kann ich tun?

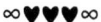

Das Thema Warten und Erwartungshaltung ist für uns Loslasser immer ein großes. Denn schließlich sehnt man sich doch so sehr nach seinem Seelenpartner und man wünscht sich so sehr, endlich die Beziehung leben zu können. Dennoch ist es wichtig aus dieser Haltung herauszukommen, damit der Lernprozess nicht (immer wieder) stagniert.

Wenn wir uns Warten einmal energetisch ansehen, dann ist es immer eine passive Haltung, in der eigentlich nichts geschieht. Wir handeln eventuell nicht mehr, sind damit nicht mehr aktiv. Und es ist als wenn wir auf unserer Dualseelenreise eine Pause auf dem Rastplatz einlegen. Das heißt für den Dualseelenprozess auch immer, dass er stagniert, parkt und nicht gut vorankommt.

Auf einer zeitlichen Ebene haben wir ebenfalls eine Stagnation. Denn wir richten unsere Aufmerksamkeit stets auf etwas in der Zukunft. Auf etwas, was da kommen wird, soll, kann. Damit nehmen wir uns aber immer aus der Gegenwart, dem Jetzt und unserem eigentlichen Handlungsbereich heraus, in dem wir Dinge bewegen und verändern können. Denn wir können weder in der Vergangenheit noch in der Zukunft etwas tun. Nur in der Gegenwart sind wir in der Lage, Vergangenes zu verarbeiten, Geschehenem einen anderen Rahmen zu geben und uns auf die Zukunft vorzubereiten oder etwas für sie zu tun.

Außerdem läuft das Hier und Jetzt an uns vorbei. Das heißt, wir verpassen ganz viel, weil wir uns gedanklich immer wieder aus der Gegenwart in die Zukunft katapultieren. So kommen wir leider nicht in die Lebensfreude und den Lebensgenuss. Denn das ist vor allem auch Aufmerksamkeit und Achtsamkeit in der Gegenwart. Das Leben jeden Moment auch wirklich wahrzunehmen und auszukosten.

Wenn du also das Gefühl hast, dass du dich immer wieder mit der Frage „Wann?" beschäftigst: „Wann meldet der sich? Wann treffen wir uns wieder? Wann ist er denn soweit?", dann schiebe diese Gedanken möglichst beiseite. Dabei kann dir helfen, diese Fragen und Gedanken durch den Satz „Ist doch jetzt gerade egal." Beiseite zu schieben. Damit sagst du dir selbst nicht, dass es generell egal ist ober sich meldet oder kommt. Aber du sagst dir, dass es jetzt in diesem Moment nicht wichtig ist. Außerdem holst du dich damit in die Gegenwart zurück. Beschäftige dich anschließend gleich mit etwas Anderem, lenk dich ab so gut es geht. Dann kannst du dich immer wieder aus der Warteschleife, dem passiven Zustand, in dem sich nichts entwickeln kann, rausholen.

> Ich habe losgelassen und es geht mir auch richtig gut, aber ich habe die leise Hoffnung, dass er doch noch kommt. Darf man das?

Ganz oft, wenn man am Ende des Dualseelenweges aus dem Leid durch die Lernaufgaben wieder zurück in die Lebensfreude gefunden hat, geht es dem Loslasser richtig gut. Einige sagen dann, dass sie ihre Dualseele zwar nicht mehr zwangläufig in ihrem Leben brauchen – vor allem nicht, wenn es zu vielen Verletzungen gekommen ist, aber dennoch die leise Hoffnung hegen, dass er seinen Entwicklungsprozess auch schafft, abschließt und doch noch kommt.

Das ist natürlich vollkommen in Ordnung. Denn natürlich darf man sich diesen Menschen, den man so sehr liebt in sein Leben wünschen. Ist man aber richtig durch seinen eigenen Prozess gegangen, dann ist es nicht mehr lebensbestimmend, ob er für eine Beziehung in das eigene Leben kommt. Das eigene Lebensglück hängt dann nicht mehr davon ab. Und man könnte auch akzeptieren, wenn er sich für einen anderen Weg entscheiden würde. Wir haben sogar von vielen Loslassern, die ihre Dualseelenliebe mittlerweile leben können, gehört, dass diese leise Hoffnung immer da war. Aber sie sind eben ihren eigenen Lebensweg gegangen, haben nicht mehr um ihn gekämpft und haben ihn auch seinen Weg gehen lassen.

Es ist also nicht entscheidend ob man hofft, dass er kommt, sondern viel mehr, wie sehr diese Hoffnung die eigene Gegenwart und Zukunft prägt. Wenn man also aufgrund dieser

Hoffnung nicht in der Lage wäre, sein eigenes Leben zu genießen und zu leben, dann ist hier sicherlich noch etwas loszulassen. Kann man jedoch gelassen und freudig sein Leben und den Alltag gestalten, sich aber ein nebenbei ein wenig wünschen, dass auch er seinen Prozess schafft und kommt, dann ist das absolut in Ordnung.

siehe auch die vorherige Frage

Wie gehe ich mit Sehnsuchtsanfällen um?

Bei den Sehnsuchtsanfällen, die einen überkommen können und die du sicherlich auch gut kennst, ist es erst einmal wichtig zu identifizieren, ob es die eigene Sehnsucht ist oder ob es sich um eine emotional-energetische Übertragung von deinem Gefühlsklärer handelt.

Wir rutschen normalerweise langsamer in depressive, sehnsüchtige oder traurige Gefühle ab, es sei denn wir haben eine schlechte Nachricht erhalten. Außerdem können wir dann eindeutig einen Grund dafür benennen. Überfällt dich also ein sehnsüchtiges Gefühl ganz plötzlich und kannst du dir gar nicht erklären warum, dann kannst du in der Regel davon ausgehen, dass es eine Gefühlsübertragung von deinem Gefühlsklärer ist.

In diesem Fall, versuche dich so weit wie möglich abzulenken. Geh eine Runde spazieren, triff dich mit Freunden, lies etwas oder gehe deinem Hobby oder einer Sportart nach. Konzentriere dich auf deine Arbeit oder beschäftige deinen Kopf mit etwas Anderem. Mach zum Beispiel Affirmationen. Es geht dabei vor allem darum, dass du dich nicht einfach so in diese Gefühle reinfallen lässt, sondern dich sofort aus dieser Energie rauszuholen versuchst oder sie auch durch Sport und Bewegung abbauen kannst.

Reicht das nicht, ist es wichtig, dass du versuchst, dich energetisch abzugrenzen. Dies kannst du zum Beispiel damit tun, dass du dir einen Spiegel vorstellst, den du vor deinem geistigen Auge zwischen dir und deinem Gefühlsklärer aufstellst. Dabei ist die spiegelnde Fläche in Richtung deines Gefühlsklärers gerichtet, du selbst bist auf der blinden Rückseite. Energetisch wird so die Energie, die dein Gefühlsklärer dir sendet, direkt reflektiert und du kannst einen wirksamen Schutz für dich aufbauen.

Eine andere Art, die Sehnsucht wieder loszuwerden, ist, einen Brief zu schreiben. Vielleicht machst du es auch wirklich per Hand. Eine E-Mail geht aber natürlich auch. Schreibe dir dabei alles von der Seele. Lass die Sehnsucht einfach durch die Tinte auf das Papier fließen. Auch so kannst du die übertragenen Energien aus dir herausholen und sie wieder loswerden. Aber natürlich schicke diesen Brief bitte nicht an ihn ab. Du kannst ihn aber verbrennen oder auch in einen Umschlag stecken und unfrankiert und nur mit dem Vornamen deines Gefühlsklärers in den Briefkasten stecken. Hast du eine E-Mail geschrieben, schicke sie vielleicht auf ein eigens für solche Fälle eingerichtetes, kostenloses Postfach. So wirst du alles los, ohne ihn direkt zu kontaktieren.

Ich werde unheimlich wütend auf ihn. Warum?

Im Verlauf des Loslassprozesses kann es durchaus vorkommen, dass du für eine kurze Zeit wütend auf deinen Gefühlsklärer wirst. Und um es gleich vorweg zu sagen: Das ist gut für dich und deine Entwicklung! Es geht ja schließlich nicht darum, ihn nicht mehr zu lieben oder gar zu hassen, sondern auch zu realisieren, was die derzeitige Situation und sein Verhalten mit dir macht. Ähnlich, als würde sich eine gute Freundin oder ein guter Freund dich verletzen oder dich mit einem unschönen Verhalten dir gegenüber verärgern. Du hast diesen Freund dann sicherlich auch noch lieb, aber du möchtest sicherlich die Umstände verändern und auch das, was du mit dir machen lässt.

Diese Wut taucht vor allem dann auf, wenn der Dualseelenweg vom Loslassen in die Selbstliebe führt. Hier registrieren wir immer, welches Verhalten von ihm uns schmerzt, was wir nicht mehr erdulden wollen und wie sehr wir eigentlich unter der Situation leiden. Und darum geht es in der Selbstliebe: Was ist eigentlich mit dir und deinen Bedürfnissen bei alle dem? Wo bleibt eventuell Verständnis, Nähe und Liebe für dich?

Solange also diese Wut keine Formen annimmt, die dich lähmt oder in eine Art Verbitterung und Hass führt, ist diese Wut gesund. Wir haben schließlich keine sinnlosen Gefühle in unserer Gefühlswelt, sondern alle erfüllen eine Funktion. Und eine gesunde Wut auf ihn, zeigt dir lediglich wo deine Grenzen sind und was du nicht mehr mitmachen möchtest. Tust du dann auch entsprechend etwas dafür, dass das nicht mehr geschieht, geht auch die Wut wieder vorbei.

Eine andere Wut, die dich im Prozess immer wieder überfallen kann, ist die Wut, die auftaucht, wenn er nicht handelt, wie du dir das wünschen würdest. Wenn er sich nicht meldet – schon wieder nicht, ein Treffen absagt oder einfach nicht kommt, seine Frau nicht verlassen will, mit anderen flirtet und dergleichen mehr. Die Liste kann unendlich fortgeführt werden. Hier musst du verstehen, dass diese Wut darauf basiert, dass er nicht so ist und nicht so handelt, wie du es gerade haben möchtest. Und natürlich auch die Angst, dass er deine Erwartungen nicht erfüllt, steckt da mit drin. Ungeduld ist ebenso eine Form von Angst, wenn man genau hinschaut. Nämlich die Angst, er könne es nicht oder erst in ferner Zukunft endlich schaffen, die Liebe zu leben.

Hier solltest du unbedingt schauen, dass du dich mit den dahinterstehenden Ängsten noch einmal auseinandersetzt, dich mit ihnen konfrontierst und sie damit entkräftest. Denn über diese Wut, dich sich nur gegen ihn richten, dich aber nicht zu dir selbst zurückführen, kannst ihm sonst immer wieder Energie zukommen lassen. Und mit der Energie, die du ihm über eure Seelenverbindung einfach zwangsläufig schickst, kann er leider machen, was er will. Darüber hast du keine Kontrolle. Er kann sie also auch dafür nutzen, seine Ehe oder Beziehung weiterzuführen oder auch andere Frauen kennenzulernen. Er kann sie ebenso dafür nutzen, weiterhin seine Gefühle zu unterdrücken. Man hält ihn damit nur von sich fern. Und da an diese Art der Wut auch noch deine Erwartungshaltung an sein Verhalten geknüpft ist, spürt er außerdem noch den Erwartungsdruck. Und Druck erzeugt immer Gegendruck. Noch ein Grund, diese Wut besser loszulassen.

Ich gucke immer wieder bei Facebook/WhatsApp. Wie kann ich damit aufhören?

Es ist in unserer heutigen Zeit unheimlich schön, dass man über alle möglichen sozialen Plattformen mit Freunden und Familie aus der ganzen Welt vernetzt sein kann. Dass wir mit Handys und Co. immer und überall erreichbar sind. In bestimmten Situationen sind diese Netzwerke aber auch mehr Fluch als Segen. Denn geht es um den eigenen Liebeskummer, vor allem in einer Dualseelenverbindung, dann ist es auch oft schwer diesen virtuellen Kontakt zu unterbinden oder zu unterbrechen. Außerdem verführen diese Profile und Statusmeldungen natürlich unheimlich, immer wieder einmal zu schauen, was der Seelenpartner macht und tut.

Was dir bei diesem Thema bewusst sein muss, ist, dass ein immer wieder Nachsehen, was er schreibt und welche Bilder er postet, nichts mit loslassen zu tun hat. Vor allem, wenn es auch eine Art Drang wird und eventuell sogar in eine Form von Kontrolle ausartet. Die Angst, er könnte vielleicht jemand anderen kennengelernt haben, etwas von sich und seiner Frau posten oder dass er ständig unterwegs ist und sein Leben genießt und gar nicht an dich denkt, treibt dich dazu. Und Ängste verhindern letztlich immer wieder das Loslassen. Natürlich steckt auch oft die Hoffnung dahinter, dass man eventuell sieht, dass er sich weiterentwickelt, einem eventuell sogar versteckte Botschaften zukommen lässt. Also interpretiert man jedes Wort und jedes Bild.

Bedenke bei all dem bitte, dass gerade ein Gefühlsklärer jedoch auf diesen Profilen kaum seine wahren Emotionen postet. Er ist nicht der Typ, der öffentlich seine Gefühle an die große Glocke hängt. Er wird also kaum schreiben, dass er Liebeskummer hat und dass es ihm schlecht geht. Er zeigt eher, wie toll alles ist, postet entsprechende Bilder von Partys oder schönem Familienleben. Das wiederum verstärkt nur wieder deine Ängste. Denke deshalb bitte einmal genau darüber nach, was du da erwartest zu sehen. Wenn er doch sowieso immer wieder nur die Schokoladenseite seines Lebens öffentlich macht. Letztlich verletzt du dich immer wieder nur selbst, denn die eventuell harmlosesten Bilder der Welt können plötzlich ein Hinweis auf eine neue Liebschaft sein. Normale Statusmeldungen werden plötzlich zu verletzenden Worten und man gerät nur immer tiefer in den Strudel von Ängsten, Druck, Liebeskummer und Schmerz.

Ein weiterer wichtiger Punkt ist ebenfalls, dass du - bedingt durch die emotional-energetische Verbindung zwischen euch - bei einem solchen Verhalten, irrsinnig viel Energie in seine Richtung fließen lässt. Denn je mehr Gedanken du dir um all diese Dinge machst, desto mehr Energie. Denn unsere Energie folgt immer unserer Aufmerksamkeit. Ist deine Aufmerksamkeit immer und immer wieder auf ihn, sein Profil, seine Postings gerichtet, dann bekommt er auch entsprechend die Energie. Mit dieser Energie kann er jedoch anstellen, was er möchte. Also kann er sie auch nutzen, um seine Gefühle zu unterdrücken, sich gegen seine Lernaufgaben zu stellen und weiterhin in seinem Leben alles so zu lassen, wie es ist. Es macht also keinen Sinn – weder für dich noch für ihn – dieses Verhalten aufrecht zu erhalten.

Sicherlich musst du nicht gleich überall in den sozialen Netzwerken die Freundschaften kündigen. Aber blockiere doch eventuell zum Beispiel bei Facebook den Stream, so dass du seine Postings nicht direkt sehen kannst. Bei Whats App könntest du den Chat eventuell archivieren, um ihn erst einmal für dich unsichtbar zu machen. Aber natürlich musst du letztlich auch ein wenig Disziplin und Willenskraft aufbringen, um die Finger von seinen Profilen zu lassen. Kannst du es gar nicht, dann tu dir selbst den Gefallen und lösche seine Nummer und kündige auf diesen Plattformen die Verbindung. Glaube uns bitte, dass du letztlich viel mehr zu Ruhe kommen und es dir bessergehen wird.

Wenn ich auf seine Mails nicht antworte, habe ich immer ein schlechtes Gewissen. Was kann ich dagegen tun?

Ganz generell geht es gar nicht darum, ihm nicht zu antworten, unhöflich zu sein oder gar unfreundlich. Ebenso wenig soll es ihm vor den Kopf stoßen oder ihn gar verletzen. Es geht vielmehr darum, eventuelle Muster und Angstblockaden sowohl bei dir als auch bei ihm zu durchbrechen, damit sich eure Situation verändern kann und damit auch eure Lernprozesse voranschreiten können.

Es ist natürlich immer schwer so etwas total zu verallgemeinern, denn wir wissen ja nicht, was genau er schreibt. Aber wir wollen dir ein paar Anregungen geben, wie du damit umgehen kannst:

Wenn er dir also schreibt, schau einmal genau hin, was und wie er schreibt. Ist er unfreundlich und gibt es keinen zwingenden Grund zu antworten, würden wir dir empfehlen, darauf nicht zu reagieren. Schon allein, damit keine Diskussion oder eventuell sogar ein Streit mit Verletzungen vom Zaun brechen. Musst du reagieren, weil es beispielsweise um ein gemeinsames Kind geht, bleib höflich distanziert. Lass dich nicht auf ein negatives Niveau ein. Es bringt euch beiden nichts. Beschränke dich dann in deiner Antwort auch vor allem auf das, was notwendig ist. Schreib nicht mehr.

Ist er freundlich, schreibt aber belanglos, schau dir bitte einmal genau an, was er gerade mit der Nachricht bezweckt. Lass dir bitte Zeit, dir das in Ruhe durch den Kopf gehen zu lassen.

- Will er nur schauen, ob du noch für ihn erreichbar bist, nachdem er sich wieder zurückgezogen hatte?
- Geht er überhaupt auf dich ein oder erzählt er nur von sich?
- Fragt er dich überhaupt etwas oder schreibt er nur so?
- Hatte er dich zuletzt verletzt, versetzt oder war gemein und tut nun so, als wenn nichts gewesen wäre?
- Ist diese Mail der übliche Einstieg in eine Spirale und Schleife, die ihr schon mehrfach genommen habt?

Bei all diesen Fällen ist es wichtig, vor allem erst einmal nicht sofort zu reagieren. Denn sonst hat er womöglich den Eindruck, du springst sofort, wenn er sich meldet. Das gibt ihm aber nur die Gewissheit, dass er dich noch sicher hat. Ist irgendwo ein Grund sich zu entschuldigen, weil er dir wie auch immer wehgetan hat, kommt diese Entschuldigung aber nicht, antworte bitte auch nicht. Siehst du in der Mail eine Wiederholung von eurer Spirale aus Ranziehen und Wegschubsen, dann unterbrich dieses Muster bitte ebenfalls.

Übertrag sein Verhalten eventuell auch einmal gedanklich auf einen Freund oder Freundin und überlege dir, wie du dort unter den gegebenen Umständen reagieren würdest. Würdest du Grenzen ziehen und auch eventuelle Entschuldigungen beziehungsweise Aussprachen einfordern? Dann übertrage das bitte auch auf deine Dualseele.

Es geht nicht darum, ihn zu bestrafen, zu maßregeln oder ihn abzuweisen. Es geht vielmehr darum, ihm in einer Situation – wo klärende Gespräche noch sehr schwierig sind, weil er oft nicht bereit ist, diese zu führen – ihm auf eine andere Art und Weise klar zu machen, dass sein Verhalten so nicht geht. Es geht auch nicht darum, ihm das nachzutragen oder ihm nicht zu verzeihen, wenn es etwas zu verzeihen gibt. Hat sein Verhalten allerdings nie Konsequenzen irgendeiner Art, dann lernt er nur, dass er das so mit dir immer machen kann. Und er wird es dann auch wieder tun. Hilf also ihm und dir, diese unguten Muster, die euch zu nichts führen, zu unterbrechen.

Was mache ich, wenn ich den starken Drang verspüre, mich bei ihm zu melden?

Wenn du den starken Drang hast, ihm zu schreiben oder ihn anzurufen, dann schaue bitte einmal genau hin, ob es sich hier um deinen eigenen Wunsch handelt oder ob es eine emotional-energetische Übertragung von ihm sein könnte. Denn nicht selten überträgt sich sein Wunsch, dass du ihn kontaktierst, ihm diesen schwierigen Schritt abnimmst, von ihm selbst. Handelt es sich um eine Gefühlsübertragung, dann kommt dieser Drang zumeist plötzlich und ohne ersichtlichen Grund. Meist von einer Sekunde auf die andere. In diesem Fall ist es wichtig, diese Energien zurückzuweisen. Lenk dich dann gut ab, beschäftige dich mit Dingen, die dir guttun oder auch deinen Kopf beschäftigen.

Wenn es dein eigener Drang und Druck ist, hinterfrage bitte deine Motive. Warum willst du ihm schreiben? Meist ist dahinter – wenn auch eventuell wunderschön verpackt in zauberhaft nette Ausreden – eine Angst versteckt. Du möchtest dich vielleicht in Erinnerung rufen, damit er dich nicht vergisst. Oder du möchtest schauen, ob sich bei ihm schon was getan hat, weil du Angst hast, er entwickelt sich vielleicht nicht weiter, während du es doch tust. Vielleicht hast du auch Angst, er könnte jemanden kennengelernt haben oder mit seiner Frau sei wieder alles in Ordnung. Egal, was es ist. Schreib ihm bitte nicht. Denn ganz egal, welches Motiv dich treibt, du würdest ihn nur in seinem Lernprozess unterbrechen, seine vorhandene Sehnsucht wieder abschwächen, seinen Liebeskummer beruhigen. Aber all das würde ihn eigentlich dazu bringen, sich selbst zu melden. Und solang er sich selbst nicht meldet, signalisiert er auch noch keine Bereitschaft für den nächsten Schritt in eurem Prozess.

Helfen alle Ablenkungen und Überlegungen nicht, kannst du auch einfach einen Brief oder eine Mail schreiben. Wir empfehlen dir für solche Fälle generell, dir ein kostenloses Emailpostfach einzurichten, an die du diese Emails adressieren kannst. So kannst du die Gefühle aus dir herausholen, sie niederschreiben und den Druck dahinter ablassen. Aber letztlich schreibst du nicht ihm direkt all das.

Ich bin schon auch ein großer Kopfmensch, bin ich jetzt eigentlich der Gefühlsklärer?

∞♥♥∞

Wenn wir von Gefühlsklärern und Loslassern sprechen, geht es vor allem um den Bereich Liebe. Eigentlich um nichts Anderes. Viele Muster und Verhaltensweisen des Loslassers übertragen sich bei sehr vielen Herzmenschen auch in andere Lebensbereiche. Aber bei manchen ist das auch nicht der Fall.

Es kann also durchaus sein, dass du mit beiden Beinen im Leben stehst, dich erfolgreich in deinem Job behauptest, dir materielle Dinge durchaus auch wichtig sind und du in vielen Bereich auch sehr kopflastig bist. Meist jedoch, wenn es dann um die Liebe geht – vor allem bei den tiefen und unglaublich weitgreifenden Gefühlen für die Dualseele -, kommen die typischen Verhaltensmuster und Charaktereigenschaften eines Loslassers zum Tragen. Du bist also durchaus kein Gefühlsklärer, nur, weil du in anderen Lebensbereichen nicht so tickst.

Bist du einer dieser durchaus auch schon kopflastigen Loslasser, wirst du es eventuell sogar einfacher haben mit vielen Lernaufgaben. Denn du bist es aus anderen Lebensbereichen schon gewohnt, auch mal auf den Kopf zu hören, statt nur auf deine Gefühle, Lust und Laune, dich auch mal durch unangenehmere Gefühle durchzubeißen und disziplinierter mit dir umzugehen, weil du weißt, was du dann erreichen kannst. Nutze das für dich.

Wie gehe ich mit Rückfällen um?

Als erstes möchten wir dir dazu sagen, dass das, was du als Rückfall empfindest, nicht zwangsläufig ein echter Rückfall sein muss. Oft haben wir nur den Eindruck, dass es einer sein könnte, aber in Wahrheit gehen wir mit einem Thema nur in die zweite Runde, müssen vielleicht noch ein wenig mehr loslassen oder eine Grenze doch noch einmal nachsetzen. Dazu ist es natürlich notwendig, dass bestimmte Dinge noch einmal hochkommen und wir uns mit ihnen auseinandersetzen.

Ein echter Rückfall ist es nur dann, wenn wir wieder etwas tun oder uns wieder so verhalten, wie wir es früher getan haben, obwohl wir genau wissen, dass es uns nicht guttut, zu welchem Ergebnis das führt und wir uns unmittelbar wieder in eine Schleife bewegen. Aber ganz ehrlich, auch das gehört manchmal mit zum Prozess. Wir nennen es nicht umsonst Lernaufgaben. Als Loslasser lernst du schließlich etwas, was du noch nicht kannst oder dir noch sehr schwerfällt. Und diese Lernaufgaben betreffen keine Kleinigkeiten, sondern große Schritte in der Persönlichkeitsentwicklung wie Selbstliebe und gesunde Grenzen zu setzen. Natürlich darfst du während dieser Zeit auch einfach mal Fehler machen, Straucheln und auch mal hinfallen. Das ist alles halb so schlimm und kostet einen nicht den Kopf und – wenn man ehrlich zu sich selbst ist, den Fehler realisiert und ihn möglichst auch korrigiert – keine großartige Zeit im Dualseelenprozess.

Wenn es also so ist, dass du einen Rückfall hattest, dann steh wieder auf, rück dein Krönchen gerade und weiter geht's. Entscheidend ist nämlich nicht, ob du hinfällst, sondern ob du wieder aufstehst und weitermachst, weiterübst, weiterlernst. Denn nur so kommst du an dein Ziel.

Außerdem habe bitte eines im Hinterkopf: Ein Rückfall heißt, du hast - egal worum es geht – es vorher schon einmal geschafft hast. Du kannst es also. Egal, ob es sich dabei um Loslassen, die Liebe zu dir selbst oder auch um deine gesetzten Grenzen geht. Du hast es bereits geschafft. Also weißt du auch, wie es geht und wie du dahingekommen bist. Schau einfach mal zurück, was dir dabei geholfen hat, und setze diese Mittel wieder ein. Dann schaffst du es auch wieder.

Ich habe angefangen, mich selbst mehr wahrzunehmen und zu lieben. Jetzt sagt mein Umfeld, ich sei egoistisch. Was nun?

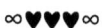

Wenn es um die Lernaufgabe Selbstliebe geht, dann merken viele Loslasser zu Beginn dieser Aufgabe, wie viel sie eigentlich mit sich haben machen lassen, dass sie immer wieder zu kurz kommen, sich selbst ja auch immer wieder hintenangestellt und in ihrem eigenen Leben oft viel zu wenig Raum gelassen haben.

Wenn auch du das kennst und nun anfängst, dich mehr wahrzunehmen und dementsprechend dir auch mehr Raum gönnst, deine Bedürfnisse und Wünsche auch wichtig nimmst, dann kommen natürlich auch zwangsläufig neue Grenzen, die du nun setzt. Das bedeutet eventuell, dass du jetzt erst abwägst bevor du etwas zusagst, dass du bestimmte Dinge vielleicht gar nicht mehr tun willst, dass du Zeit für dich allein in Anspruch nimmst. Damit nimmst du deinem bestehenden Umfeld aber möglicherweise auch etwas weg. Du verschiebst die Grenzen deiner Zeit, deiner Gutmütigkeit, deiner Bereitschaft immer und jederzeit da zu sein und dergleichen mehr. Und manchen Menschen in deinem Leben wird das unter Umständen nicht gefallen. Diese Menschen kennen dich schließlich anders und wollen nicht, dass sich an der Situation zwischen euch etwas ändert. Vor allem, wenn sie davon profitiert haben. Und manche werden vielleicht auch damit reagieren, dir ein schlechtes Gewissen zu machen. Sie drücken dann - bewusst oder unbewusst - Knöpfe bei dir, die dir Angst machen sollen und dich dazu bringen, zu deinem alten Verhalten zurückzukehren.

Denk dir dabei bitte nicht so viel. Zum einen ist es nämlich nur eine Übergangsphase. Das legt sich wieder. Schließlich wirst du ja nur ein Mensch der auch sich endlich wahrnimmt und sich genauso wichtigmacht, wie alle anderen Menschen in seinem Leben ebenfalls. Das heißt, du gehst in eine Ausgeglichenheit, wo vorher eine Schieflage war. Man muss fast sagen, dass du etwas falsch machst, wenn gar keine Kritik kommt.

Hab bitte ebenfalls im Hinterkopf, dass jeder Mensch, der dich liebt, sicherlich will, dass es dir gut geht und dass du dich auch gut um dich selbst kümmerst. Alle anderen Forderungen sind nicht von dir überzogen, sondern von den Menschen, die anderes von dir verlangen.

Es kann natürlich sein, dass manche Menschen aus deinem Umfeld deine Veränderung nicht akzeptieren werden und sie aus deinem Leben gehen. Dann hat eure Beziehung aber vor allem ihre Basis in deiner Bereitschaft gehabt, dich für diesen Menschen immer wieder zu strecken, für ihn da zu sein und dich vielleicht sogar für ihn aufzuopfern. Und diese Bereitschaft bekommst du nicht zurück. Frag dich in diesem Fall – auch wenn es traurig ist -, ob du eine Freundschaft auf einer solchen Ebene, auf der offenbar nur du gibst, weiterführen möchtest.

Wie ziehe ich mich zurück, wenn wir zusammenarbeiten müssen und ich ihn täglich sehe?

∞♥♥♥∞

Wenn ihr beide in derselben Firma arbeitet, dann ist es vor allem erst einmal wichtig, wie eng ihr beide auch zusammenarbeiten müsst. Seid ihr in unterschiedlichen Abteilungen, wo ihr wenig Berührungspunkte habt, sollte ein Rückzug weniger schwierig sein, als wenn er dein direkter Vorgesetzter ist oder ihr in einem Büro zusammensitzt.

Ganz generell empfehlen wir dir dabei, professionell zu bleiben. Das heißt, in beruflichen Dingen bleibe freundlich und neutral. Beschränke deine Kommunikation mit ihm aber auf das Wesentliche und Nötigste. Lass nach Möglichkeit alle privaten Themen außen vor. So kann man dir auf der Arbeit nichts vorwerfen. Du machst deine Arbeit, lässt aber alles Persönliche raus. Konzentriere dich dann vor allem auf das, was du zu tun hast. Wir wissen, wie schwer das immer wieder fällt. Aber es ist auch wichtig, dass du durch Nachlässigkeit oder fehlender Kraft und Konzentration nicht womöglich noch deine Arbeitsstelle gefährdest. Außerdem sorgst du so dafür, dass deine Kraft und Energie in deine Arbeit fließt und nicht immerzu in seine Richtung. Es ist ebenso wichtig, dass du dich auch innerlich auf Rückzug begibst, statt nur äußerlich Rückzug zu signalisieren. Lenk dich also auf der Arbeit mit deiner eigentlichen Arbeit ab. Wir wissen, dass ist oft nicht leicht. Aber gib dein Bestes. Du wirst sehen, dass es hilft.

Vermeide es außerdem, in Pausen mit ihm kleine Pläuschchen zu halten. Pausen sind deine private Zeit und man bespricht auch eher private Dinge. Wenn er versucht, dich hier zu kriegen, dann wird er immer wieder sicherstellen wollen, dass du dich a) nicht zu sehr zurückziehst und b) dass er Informationen über deine Freizeit bekommt. Er kann außerdem immer wieder prüfen, wo du emotional stehst, wie sehr du noch an ihm hängst und ob du noch für ihn zu haben bist. Er spürt es nämlich sehr gut, was davon zutrifft und was nicht.

Je nachdem, ob er dich auch vielleicht sehr stark verletzt hat, solltest du ihm auf der persönlichen Ebene eventuell sogar noch mehr Grenzen setzen und ihm eventuell sogar die kalte Schulter zeigen. Denn liegt eine große Verletzung vor, er sieht jedoch, dass du dich auf der Arbeit immer wieder fröhlich mit ihm auch privat unterhältst, dann versteht er nur, dass die Verletzung dir nichts ausgemacht hat und es okay war. Er braucht gerade in dem Falle auch ein klares Signal, dass es zwar beruflich professionell zwischen euch laufen kann, das aber noch lange nicht bedeutet, dass zwischen euch privat alles okay ist.

Ich habe Angst, ihm eine Grenze zu setzen, denn dann zieht er sich doch wieder zurück. Was kann ich jetzt machen?

∞♥♥♥∞

Wenn wir beginnen, unserem Gefühlsklärer Grenzen zu setzen, ist das immer erst einmal mit Ängsten behaftet. Und was du sicherlich immer einkalkulieren musst, ist, dass es ihm so oder so nicht schmecken wird. Eine neue Grenze heißt nämlich für ihn, dass er seine Komfortzone, in der es für ihn leichter mit dir war, verlassen muss. Rechne also damit, dass er eventuell versuchen wird, alte Knöpfe zu drücken, die alte Muster in deinem Verhalten aktivieren sollen. Er reagiert also vielleicht erstmal mürrisch und wütend, um dich umzustimmen. Vielleicht zieht er sich auch zurück, um deine Verlustangst anzutriggern. Vielleicht beleidigt er dich auch, gibt dir die Schuld an allem, droht mit irgendetwas. Das kommt immer ganz auf seinen Charakter und auch eure Konstellation an.

Wichtig ist jedoch, dass du die Grenze setzt und dass du nicht nachgibst, wenn du sie erst einmal gesetzt hast. So schwer es auch fällt. Denn sonst lernt er nur, dass diese Grenzen nicht ernst zu nehmen sind und du sowieso wieder einknickst. Man macht sich dann leider nur sehr unglaubwürdig und die nächste Grenze, die du setzt, wird nur belächelt und nicht geglaubt.

Sei dir bitte bewusst, wenn du bestimmte Grenzen nicht setzt, dass sich auch nichts verändern wird. Es bleibt einfach alles so, wie es ist. Alle positiven aber auch alle negativen Umstände.

Die Grenze ist also immer deine Chance, etwas zu verändern. Gedanklich kann dir das den Rücken stärken. Mach dir außerdem immer wieder klar, dass er in der Vergangenheit sowieso immer wieder Rückzüge gezeigt hat. Er wird also so oder so wieder einmal auf Tauchstation gehen. Dann sollte es jedoch lieber aus dem richtigen Grund passieren, der ihm hilft, sich selbst weiterzuentwickeln. Und der auch euch hilft, eure Verbindung zu verbessern.

Setze deine Grenze dabei durchaus liebevoll. Es geht nicht darum, gleich den Holzhammer anzuwenden, um neue Regel aufzustellen. Das kann freundlich geschehen, sollte aber bestimmt sein. Die Energie dahinter ist vor allem entscheidend. Denn je mehr er merkt, dass du mit deiner eigenen Grenze nicht eins bist, desto eher wird er versuchen, dich durch diverse Ansätze umzustimmen.

Er nimmt meine Grenzen einfach nicht ernst. Was soll ich jetzt tun?

Wenn er deine Grenzen nicht ernstnimmt, dann sind sie höchstwahrscheinlich nicht richtig gesetzt. Und das kann unterschiedliche Gründe haben.

Zum einen kann es sein, dass die Energie hinter deiner Grenze nicht stimmt. Wenn er spürt, dass du Angst hast oder nicht sicher bist, ob du es auch wirklich so meinst, dann wird er dich nicht für voll nehmen. Dein Gefühlsklärer kann nämlich durch seine Feinfühligkeit und eure starke Verbindung sehr deutlich unterscheiden, ob dein Nein klar war oder verhandelbar. Und er wird dann natürlich auch versuchen, deine Grenzen wieder einzureißen.

Zum anderen kann er vielleicht feststellen, dass du die Grenze zwar verbal geäußert hast, aber nicht dementsprechend handelst. Wenn du also nur redest, aber nicht machst, dann weiß er auch, dass er dich nicht ernst nehmen muss. Er als Gefühlsklärer, der immer nur glaubt, was er auch im Außen als Tatsache sieht, wird also sehr genau hinsehen, ob du die angekündigten Dinge auch umsetzt.

Wichtig ist also für dich, dass du deine Grenze – sofern das im derzeitigen Kontakt möglich ist – deutlich und möglichst angstfrei ankündigst und dann auch durchziehst. Das bedeutet, tu das, was du gesagt hast und diskutiere es nicht weiter mit ihm. Man sagt nicht umsonst: Wer diskutiert, verliert. Jede weitere Diskussion über deine Grenze signalisiert sonst nur, dass sie und du selbst verhandelbar seid.

Willst du also beispielsweise selbst den Kontakt über Mail abbrechen, dann brich den Kontakt auch ab – egal was er tut. Schreibt er dennoch wieder, dann antworte darauf nicht. Auch nicht, um ihm den Kontaktabbruch nochmals zu erklären. Jedes weitere Wort deinerseits nach der Ankündigung wäre zu viel.

Wenn du ihm mitteilen magst, dass keine Affäre oder Ähnliches mehr möglich ist, dann bleibe auch hier standhaft und triff dich nicht weiter mit ihm. Lass dich auch nicht mehr auf sexuelles Geplänkel per Email oder WhatsApp ein, sondern reagiere darauf einfach nicht mehr.

Wenn Du ihm sagen möchtest, dass eine Freundschaft nicht geht, dann halte auch keinen freundschaftlichen Kontakt mehr mit ihm – egal über welches Medium. Schreibe ihm nicht und antworte auf freundschaftliche Dinge einfach nicht mehr.

In allen Fällen, muss er tatsächlich sehen, spüren und greifen können, dass du dich an deine Grenze hältst. Unabhängig davon, ob er sich daran hält.

siehe auch die vorherige Frage

Wie soll ich mich von ihm zurückziehen, wenn wir denselben Freundeskreis haben?

In diesem Falle ist es sicherlich immer schwierig, denn auch wenn man sich nicht direkt mit ihm verabredet, könnte es doch immer wieder sein, dass man ihm innerhalb freundschaftlicher Treffen begegnet.

Wir empfehlen dir ihn ähnlich zu behandeln, als würdet ihr in derselben Firma arbeiten (*siehe auch entsprechende Frage*). Geh also freundlich aber neutral bis distanziert mit ihm um.

Konzentriere dich auf deine anderen Freunde und lass ihn etwas links liegen. Beschäftige dich einfach wenig bis gar nicht mit ihm. Sonst weiß er einfach immer wieder, dass er dich dort zu fassen kriegt und du auch noch auf ihn zukommst.

Je nachdem, ob er dich auch arg verletzt hat, müssen wir dir auch hier raten, ihm auch hier wieder die kalte Schulter zu zeigen. Denn dein freundliches Umgehen mit ihm, könnte ihn sonst dazu verleiten, zu glauben, dass die Verletzung nicht schlimm war und er sich nicht entschuldigen muss. Geschweige denn, dass er das Signal bekäme, sein Verhalten zu verändern und dich nicht wieder zu verletzen.

Geh ihm innerhalb des Freundeskreises so weit wie möglich aus dem Weg. Je weniger Kontakt da ist, desto besser. Er ruht sich sonst immer wieder darauf aus, dich dort sehen zu können. Und allein das, gibt ihm die Möglichkeit, immer wieder zu kontrollieren, wie du zu ihm stehst und ob er dich eventuell noch haben kann. Auch nonverbal. Unterschätze bitte niemals, was er alles erspüren kann.

Sollte es derzeit gar nicht anders gehen, ziehe dich auch ein wenig aus dem Freundeskreis zurück. Es geht nicht darum, Freunde zu verprellen oder sitzen zu lassen. Aber nimm dir selbst die Zeit, zur Ruhe zu kommen und auch deine eigene Stabilität in der gesamten Situation zu finden. Vielleicht ergeben sich für dich ja auch Möglichkeiten, einzelne Freunde zwischendrin immer auch wieder allein zu treffen.

Woran merke ich, dass meine Schutzmauer wirklich stabil ist?

Wenn deine eigene Schutzmauer und damit auch deine inneren und äußeren Grenzen stabil sind, dann hast du für dich schon das Gefühl, dass du sehr bei dir selbst bist – auch energetisch. Du spürst ihn nicht mehr andauernd. Manchmal über Tage und Wochen hinweg gar nicht. Und wenn nur leicht. Das heißt nicht, dass du ihn nie wieder spüren kannst. Aber es wird erst einmal recht ruhig. Richtige Abstürze sollten ausbleiben und wenn etwas kommt, dann ist es meist recht gut und schnell in den Griff zu bekommen.

Deine eigenen Schwankungen werden auch sehr wenig und weniger tief. Das bedeutet nicht, dass nicht noch welche kommen. Aber sie sind in der Regel nur noch oberflächlich und kommen nur selten und kurz.

Ganz generell fühlst du dich gut in dieser Phase, und alles geht schon in Richtung Lebensfreude. Du bist mit dir im Reinen, du bist schon gut in der Selbstliebe und setzt deine Grenzen stabil. Dein Umfeld sollte sie auch schon entsprechend gut akzeptieren.

Muss ich zwangsläufig einen der drei Lernpartner bekommen?

Ganz generell sind die drei Lernpartner, die einem begegnen können während der Karmaauflösung, immer optional. Sie helfen uns in aller Regel in unseren Lernaufgaben. Und das auch nur, wenn wir Unterstützung benötigen. Brauchst du sie nicht, dann kommt ein derartiger Partner auch nicht.

Ein weiterer Gefühlsklärer, der deiner Dualseele im Verhalten und auch von den Gefühlen her sehr ähnelt, kommt immer dann, wenn man in den ersten beiden Lernaufgaben nicht weiterkommt. Wir bekommen mit diesem Partner die Möglichkeit die Lernaufgaben „Ängste überwinden" und „Loslassen" nochmal erneut anzusehen. Denn auch diesen Gefühlsklärer fürchten wir dann wieder zu verlieren, fangen wieder an zu klammern und müssen lernen, gelassener zu werden und Ruhe zu bewahren.

Ein Loslasser als Lernpartner kommt dann, wenn wir selbst noch Schwierigkeiten mit den Lernaufgaben haben, „Selbstliebe" und die die damit verbundenen „Grenzen" umzusetzen. Denn dieser Lernpartner fordert zu viel von uns, beginnt eventuell zu klammern und dergleichen mehr. Wir dürfen bei diesem Menschen also lernen, wie wir uns selbst nicht aus den Augen verlieren und liebevoll aber bestimmt unsere Grenzen aufstellen.

Ein Genussmann kommt eventuell dann, wenn wir uns in die Lernaufgabe „Lebensfreude" bewegen und dabei Hilfe benötigen, weil wir einfach den Dreh nicht finden. Denn zu einem erfüllten, schönen Leben gehört ja nun mal auch eine schöne, liebevolle Partnerschaft. Dieser Mensch ist sehr mittig. Er ist beständig und nah, kann aber auch Freiraum geben. Er zeigt uns oft wieder, wie es eigentlich sein sollte in einer Beziehung, nachdem wir so viel durchgemacht haben. Und führt dich auch dahin, was du wirklich von einem Mann erwartest, wie er sich verhalten und sein sollte.

Den Genussmann kann man sich in der Lebensfreude Phase aber auch selbst suchen, wenn man offen für eine neue Beziehung ist.

Warum muss ich alles machen, während er offenbar gar nichts tut?

Es ist ganz und gar nicht so, dass du alles machen musst und er gar nichts. Er muss genauso viel an sich und seinen Lernaufgaben arbeiten wie du. Es sieht im Außen nur erst einmal so aus.

Da du das Zugpferd in eurer Dualseelenkonstellation bist, musst du nur vorausgehen und beginnen, er ist dafür für den Abschluss zuständig, für die endgültige Klärung. Ihr beide habt aber unterwegs fünft wichtige Lernphasen durchzugehen und die ein oder andere Nebenlernaufgabe. Du siehst also, es ist eigentlich sogar gleichgerecht verteilt.

Da deine Entwicklung viel mit deiner eigenen Wahrnehmung, Selbstliebe und deinen Grenzen deinem Umfeld gegenüber zu tun hat, ist deine Veränderung, Dein Lernprozess natürlich auch für viele Menschen in deinem Umfeld spür- und sichtbar. Außerdem gehst du als Loslasser offen mit deinen Problemen um, holst dir Hilfe und sprichst mit Freunden und Familie.

Deine Dualseele hingegen muss sich vorrangig mit seiner Gefühlswelt und dem Zulassen von Gefühlen auseinandersetzen. Er hat aber oft in der Kindheit gelernt, dass Gefühle zu zeigen, eine Schwäche ist, die nicht gern gesehen wird. Er wird also nicht mit seinen Prozessen und Problemen zu Freunden und Familie gehen. Das Umfeld bekommt meist erst gar nichts von seinen Veränderungen mit. Oft hat er auch keine entsprechenden Freunde, die emotionale Gespräche dieser Art zulassen würden.

Er macht also erst einmal alles mit sich aus. Poliert währenddessen die Fassade, dass alles gut aussieht nach außen, geht scheinbar nochmal mehr an auf Flucht in alte Verhaltensweisen und dergleichen mehr. Und erst, wenn sich so viel in ihm getan hat, dass auch er es nicht mehr verbergen kann, kommt es ans Tageslicht, was im Hintergrund schon alles geschehen ist.

Was kann ich tun, damit er seine Lernaufgaben schneller macht?

Ganz ehrliche und klare Antwort: Deine eigenen! Und das hat einen einfachen Grund: Dualseelen gehorchen dem Spiegelgesetz. Das bedeutet zum einen, dass ihr euch in allen Belangen spiegelt. Er zeigt dir deine Schwachstellen und auch deine schönen Seiten, so wie du es bei ihm tust.

Stellen wir es uns deshalb einfach einmal wie einen Spiegel vor. Wenn du dich vor einen Spiegel stellst, dann erkennst du dich selbst. So wie du dich in deiner Dualseele wiedererkennst. Nur sind plötzlich einige Dinge seitenverkehrt, genau andersherum. Dein Spiegelbild ist jedoch passiv. Es bewegt sich nicht von allein. Es bewegt sich nur, wenn du es tust. Das heißt in einer Dualseelenverbindung haben wir immer einen aktiven und einen passiven Part. Deiner als Loslasser ist der aktive. Deshalb ist es uns auch immer so wichtig, dass du deine Lernaufgaben machst, denn er als der passive Part kann nichts alleine tun. Deine Dualseele braucht also deine Impulse, um in seiner Entwicklung vorwärtsgehen zu können.

Deshalb bestimmst du darüber, ob ihr eure Lernaufgaben gelöst bekommt und wie lange ihr stagniert oder wie schnell ihr euch entwickelt.

Nehmen wir uns noch ein anderes Beispiel vor: Stell dir vor, dass du im Auto am Steuer sitzt. Du hast den Schlüssel, kannst Gas geben und lenken. Er hingegen sitzt in einem

Pferdeanhänger, der an deinem Auto hinten festgemacht ist. Der Pferdeanhänger kann weder lenken, noch Gas geben noch selbständig fahren. Er ist also davon abhängig davon, was du vorne im Auto unternimmst. Er kann dich somit auch nicht überholen und vor dir ins Ziel fahren. Es hängt an dir im Auto.

Wenn du also möchtest, dass er schneller seine Lernaufgaben macht, dann mach deine. Geh in deine Lernprozesse und gib dein Bestes. Dann kannst du immer sicher sein, dass auch er sich bewegt und entsprechend mitarbeitet.

Ich kann/will mich jetzt von meinem bestehenden Partner nicht trennen? Kriegen wir die Dualseelengeschichte dann nicht gelöst?

In aller Regel müssen wir diese Frage erst einmal mit ja beantworten. Leider haben wir in über 10 Jahren Beratung noch nicht erlebt, dass ein Gefühlsklärer seinen Loslasser aus einer bestehenden Ehe oder Partnerschaft holt. Auch wenn wir Loslasser uns das oft wünschen mögen. Aber den Ritter auf dem weißen Ross wird es nicht geben. Und das liegt an folgenden Gründen:

Er ist derjenige von beiden Dualseelenpartnern, der sich vor allem auf Tatsachen und Fakten verlässt und logische Entscheidungen trifft, während wir Loslasser emotionale

Entscheidungen aus dem Bauch und dem Herzen heraus treffen. Er schaut also genau hin, was bei dir im Außen los ist. Wenn er sieht, dass du mit deinem Mann zusammenbleibst, dann hält er das für deine emotionale Entscheidung. Außerdem kann er dich verstehen. Er kann nachempfinden, warum du dich bei deinem Mann durchbeißt. Du lebst ja seine Programmierung, die besagt, dass man aus Vernunft heraus lieber beim bestehenden Partner bleibt, als amourösen Gefühlen nachzugeben. Er versteht ja die Gründe, aus denen du bleibst: wegen der Kinder, der Finanzen, der Familie und so weiter. Er wird dich in allerletzter Konsequenz nicht da herausholen.

Du gibst energetisch aber auch noch folgende Information: Du bist gebunden! Für deine Dualseele gibt es folglich nur als Freund oder Affäre Platz in deinem Leben. Da sich laut dem Gesetz der Anziehung immer die Energie manifestiert, die du aussendest, wird sich an einem möglichen Status als Freund oder Affäre dann auch nichts verändern.

Wir müssen dir in diesem Falle also immer empfehlen, dich von einem Partner, den du noch hast, zu trennen. Auch weil du sicherlich mehr Gefühle für deine Dualseele hast, als für deinen Mann. Und damit wirst du ihm, dir und eurer Verbindung nicht mehr gerecht.

Das heißt sicherlich nicht, dass du dich von heute auf morgen einfach lösen sollst. Lass dir bitte die Zeit dafür, die du benötigst, um diese Beziehung auch gesund und gut abschließen zu können. Und behandle diese Beziehung getrennt von deiner Dualseele. Trenn dich nicht für ihn, sondern weil du weißt, dass diese Beziehung nicht mehr das ist, was sie einmal war. Und ihr auf Dauer so eh nicht mehr glücklich wärt. Denn der Schuss könnte nach hinten losgehen, wie wir oft schon beobachten durften. Mach es für dich und auch für deinen Mann, um euch eine Chance zu geben, mit jemand anderem glücklich werden zu können. Das wäre ein Akt der Selbstliebe für dich und ein größerer Liebesbeweis an deinen Mann, als bei ihm zu bleiben und an einem zerbrochenen Krug festzuhalten.

Ich kann mich doch nicht auf eine neue Beziehung einlassen, wenn ich doch weiß, dass er wiederkommt. Ich will denjenigen dann doch nicht verletzen. Was kann ich tun?

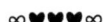

Wir wissen, dass du das vielleicht jetzt nicht gerne hören magst, aber du wirst diese Einstellung verlassen müssen, wenn du deinen Dualseelenprozess abschließen und eine Chance auf eine gemeinsame Beziehung mit deinem Gefühlsklärer haben möchtest. Denn diese Haltung sagt, dass du etwas noch nicht losgelassen hast und auch im Selbstliebeprozess etwas nicht stattgefunden hat. Wir möchten dir das gerne näher erklären:

Wenn eine Beziehung nur mit ihm möglich ist und mit niemandem sonst, dann ist dein Glück, dein Leben und du selbst immer noch von ihm abhängig. Abhängigkeiten haben aber leider nichts mit Loslassen zu tun. Es ist also wichtig, dass du das für dich bereinigst, denn so bleibst du in einer Warteposition stecken, die dich nicht vorwärtsbringen kann und wird. Du würdest dich damit auch gegen eine weitere Entwicklung stellen. Was ebenfalls Stillstand bedeutet. Und da deine Dualseele dein Spiegelbild ist, bleibt dann auch dein Spiegelbild stehen. Es entwickelt sich nichts weiter, also auch er nicht. Das heißt, er wird nicht kommen, wenn du nicht weitergehst.

Im Selbstliebeprozess solltest du außerdem an einen Punkt kommen, der dich dahin bringt, dir selbst – und nur dir erst einmal – eine Chance auf Glück zu lassen. Und das schließt das Glück mit einem neuen Mann mit ein. Ohne eine beglückende Beziehung – egal mit wem – stellt sich auch keine gänzliche Lebensfreude ein. Denn Liebebeziehungen sind ja ein großer Bestandteil unseres Seins und Lebensglücks. Es ist also immens wichtig, dass du dir diese Chance nicht selber nimmst. Du lebst in diesem Lebensbereich sonst nicht, sondern legst ihn regelrecht lahm.

Beraube dich deshalb nicht selbst um schöne Begegnungen, viel Liebe und Glück. Es könnte ja sein, dass dieser Partner dir noch ganz viel zeigen mag, bevor du wirklich bereit bist für deine Dualseele. Und lass vor allem dein Herz entscheiden. Wenn du wirklich Gefühle für einen anderen Mann entwickelst – und auch nur dann – dann gib euch beiden eine Chance. Wer weiß, was du ihm auch noch zeigen und beibringen kannst. Es kann doch außerdem genauso gut sein, dass ihr euch im Guten trennt, bevor deine Dualseele wieder auf dich zukommt. Du weißt es doch nicht genau. Dieser Partner, der dort kommt, ist nie nur Zufall. Auch er erfüllt eine Aufgabe für dich so wie du für ihn. Eure Seelen sind genauso verabredet für eure gegenseitige Unterstützung wie du und deine Dualseele. Und das weiß seine Seele auch.

Vertraue einfach darauf, dass alles was hier kommt auch seine Richtigkeit und seinen Sinn hat.

Ich habe schon mehrmals meine Blockaden lösen lassen. Aber ich habe das Gefühl, dass es nicht richtig geklappt hat. Warum?

Wir möchten hier sicherlich nicht behaupten, dass Blockadenlösung, wie sie oft angeboten wird, nicht funktioniert. Aber unserer Erfahrung nach nur kurzfristig und oberflächlich. Du musst dazu eines verstehen: Niemand kann deine Lernaufgaben machen, die beinhalten, deine Blockaden zu überwinden oder dir diesbezüglich etwas abnehmen. Denn das bedeutet immer, du hast es nicht gelernt. Und im Ernstfall kannst du dann auf diese zu erlernenden Fähigkeiten und Prozesse nicht zurückgreifen.

Stell dir einfach vor, dass du eine Sprache lernen sollst. Nehmen wir einmal an, es sei Englisch. Es fällt dir schwer und du musst dich ganz schön anstrengen, alles zu verstehen, zu erinnern und zu sprechen. Also bittest du jemanden die Sprache für dich zu lernen. Jetzt fliegst du nach London, weil du dort zu tun hast. Kannst du jetzt sprechen, wenn es darauf ankommt? Kannst du nach dem Weg fragen? Nein. Dir fehlt alles, was du dazu benötigst, weil jemand anderes an deiner Stelle gelernt hat.

Außerdem kommen deine Probleme und Blockaden in aller Regel nach einer kurzen energetischen Erleichterung wieder. Denn niemand kann so tief in deine Seele eingreifen, dass diese Probleme wahrhaftig ohne dein Zutun an der Wurzel gepackt werden können. Es ist einfach nicht möglich. Es wäre immer als würde man bei einem lästigen Löwenzahn im Garten nur den Kopf abschneiden, aber nie die Wurzel des Unkrauts entfernen. Es wächst also wieder nach. Deine Blockade kehrt zurück.

Ohne, dass du dich nach einer Blockadenlösung, die ein guter Schubs in eine bestimmte Richtung sein kann, selbst um die Ursachen für die Blockaden kümmerst, wird es also nicht gehen. Deshalb nutze diese schöne Methode für den Antrieb, für den ersten Schritt, deine Dinge zu klären. Arbeite aber hinterher immer nach, damit sich auch wirklich alles, was mit daran hängt, klären kann.

Wie verhalte ich mich, wenn wir uns zufällig begegnen oder über den Weg laufen?

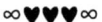

Wenn ihr euch zufällig begegnen solltet, dann bleibe bitte immer in einer passiven, neutralen Haltung. Spring nicht überschwänglich auf ihn zu, sondern bleibe bitte abwartend, ob er auf dich zukommt. Denn du solltest immer damit rechnen, dass auch er überrascht ist, dich zu sehen und ihn die Situation, je nach Lernphase in der ihr steckt und wie euer letzter Kontakt war und eure persönliche Situation ist, in diesem Moment überfordern könnte.

Suche also nicht selbst den Kontakt in dem Moment, sondern schau, ob er den Kontakt sucht oder nicht. Bleib möglichst ruhig und behalte ebenso deine Energie bei dir. Versuche, auf dich fokussiert und stabil zu bleiben.

Je nachdem, wie euer letzter Kontakt war und wie er sich zuletzt dir gegenüber verhalten hat, gibt es jetzt verschiedene Möglichkeiten:

Wenn er immer lieb und freundlich war, also dich nicht mutwillig verletzt hat, dann kannst du sicherlich auch freundlich reagieren, wenn er dich grüßt oder auf dich zukommt. Es sei denn, du selbst willst es nicht. Halte jedoch den Kontakt kurz und entziehe dich schnell der Situation. Denn ein zufälliges Treffen wird nie der Ort und die Zeit sein, eure Verbindung zu klären. Das heißt, er könnte dir zu viel Energie nehmen und sich selbst zu viel Energie und Informationen von dir holen. Schau lieber, dass du dich schnell wieder verabschiedest und weitergehst.

Wenn er dir zuletzt durch Verhalten oder Worte sehr wehgetan hat, dann meide lieber den Kontakt. Vor allem, wenn er so tut, als wäre nichts geschehen. Hat er noch nicht verstanden, was die gesamte Situation emotional auch für dich bedeutet und bedeutet hat, dann ist meist auch noch nichts Vernünftiges von ihm zu erwarten. Nutzt er die Situation, um sich zu entschuldigen, kannst du das natürlich annehmen und ihn sich erklären lassen. Halte aber auch das kurz. Denn wie eben schon erwähnt, ist ein zufälliges Treffen nie Ort und Zeit für eine Klärung zwischen euch. Dazu sollte er, solltet ihr euch Zeit nehmen. Und auch hier achte darauf, dass er jetzt nicht zu viel Energie von dir zieht. Verabschiede dich möglichst bald wieder und gehe weiter.

Versuche hinterher nicht zu viel darüber nachzudenken und dich zu sehr aufwühlen zu lassen. Denn sonst kann auch das wieder eine Menge Energie für ihn bedeuten. Das heißt nicht, dass du die Situation nicht verarbeiten darfst. Aber geh emotional nicht zu tief in die Dinge, sondern nimm es als das, was s war. Ein kleines, zufälliges Treffen. Das für dich oft eine Prüfung ist und für ihn ein kleiner Tritt, damit er wieder in die Spur und aus der Hüfte kommt.

Ich erwarte ein Kind von ihm? Was gehe ich denn jetzt mit der Situation um?

Als erstes einmal: Herzlichen Glückwunsch von uns beide zu der kleinen, lieben Seele unter deinem Herzen, die dein Leben bereichern wird! Wir hoffen sehr, dass du dich freust und es dir gut geht.

Leider gibt uns das Karma in dieser Situation oft keinen Babybonus, sondern macht den Dualseelenprozess eher etwas komplizierter. Denn nun seid ihr, ob ihr wollt oder nicht, über das Kind und die Verantwortung dem kleinen Leben gegenüber miteinander verbunden. Rückzüge sind nun fast nicht mehr möglich oder werden dann jetzt falsch verstanden und bewertet. Der Umstand (nicht das Kind) macht es leider meist erstmal schlimmer als besser.

Deswegen müssen wir dir erst einmal eine sehr unangenehme Frage stellen, für die wir uns fast schon wieder entschuldigen möchten, denn wir wollen dir nichts unterstellen. Aber es ist extrem wichtig, dass du ehrlich zu dir selbst bist, um alles Weitere gut in den Griff zu bekommen. Also:

War das Kind von euch beiden gewollt, ein „Unfall" oder hast du es darauf angelegt, ihn mit einem Kind zu binden?

Wir stellen dir diese Frage nicht, um dich zu beleidigen, aber energetisch ist es wichtig, denn dein Dual kennt die Wahrheit.

Energetisch kannst du ihn nämlich nicht betrügen. Und er wird sich je nach Antwort entsprechend verhalten.

Wenn es von euch beiden gewollt war, dann wird er sich sicherlich mit dir auseinandersetzen und dich in allem nicht allein lassen. Denn dann gehört er zu den verantwortungsvollen Gefühlsklärern, der sich auch um das Kind kümmern wird.

Wenn es ein „Unfall" war, dann könnte er dir möglicherweise unterstellen, dass du ihm das Kind quasi untergejubelt hast. Ist er verantwortungsvoll, wird er sich ebenfalls bemühen und sich kümmern. Ist er es nicht, dann wird er sich übervorteilt fühlen und sich eventuell zurückziehen.

Hast du es mit dem Kind tatsächlich darauf angelegt, ihn zu binden, wird er das spüren und sich auch dementsprechend verhalten. Das heißt, er wird sich zurückziehen, das Vertrauen zu dir verloren haben und nicht unbedingt gut reagieren, egal worum es geht.

Gerade wenn es schwierig zwischen euch ist und der Umstand der Schwangerschaft es nun noch komplizierter gemacht hat, setze dich bitte immer erst einmal damit auseinander, die Schwangerschaft alleine durchzustehen und das Kind wohl auch erst einmal alleine – ohne ihn – großzuziehen. Denn das kann im schlimmsten Falle passieren. Vor allem, wenn du merkst, dass er sich jetzt schon zurückzieht und nicht greifbar für dich ist. Verlasse dich nicht zu sehr auf ihn und mach auch keinen Druck. Denn das wird eher noch das Gegenteil von dem hervorrufen, was du dir wünschst. Lass ihn den Umstand der

Schwangerschaft erst einmal verarbeiten und zur Ruhe kommen. Versuche bitte nicht, jetzt auch noch eure Beziehung klären zu wollen. Er wird das mit allergrößter Wahrscheinlichkeit nicht leisten können. Vor allem dann nicht, wenn er vorher schon nicht zu einer Beziehung breit war. Behandle die Schwangerschaft und eure Beziehung eher getrennt voneinander, denn sonst wird er erst recht denken, dass das Kind dazu gedacht war, ihn in eine Beziehung zu „zwingen". Und das macht ihn nicht unbedingt kooperativer.

Es geht sicherlich nicht darum, dass du ihn aus seiner Verpflichtung lassen solltest oder jetzt noch Rücksicht auf ihn zu nehmen, aber versuche für dich und das Kind gelassen zu bleiben und dich auf das Wohlbefinden von euch beiden zu konzentrieren, statt diesen Beziehungskonflikt jetzt lösen zu wollen. Das bedeutet auch: Benimmt er sich dir und der Schwangerschaft gegenüber verletzend, setze ihm Grenzen. Denn du und das Baby seid erstmal das Wichtigste. Versuche, die Schwangerschaft und die Geburt erst einmal gut zu überstehen. Dann kannst du später weitersehen, wie es sich für euch entwickelt.

siehe auch die nächste Frage

> Wie soll ich loslassen und mich abgrenzen, wenn wir doch ein gemeinsam Kind haben und allein schon deswegen in Kontakt bleiben müssen?

Wenn du in einem Dualseelenprozess steckst und es gibt bereits ein Kind mit deinem Gefühlsklärer, ist ein Loslassen und Abgrenzen oft auch relativ schwierig. Denn durch das Kind müsst ihr ja schon im Kontakt bleiben.

Was sich in diesem Falle bewährt hat, ist, den Kontakt auf die Kindesangelegenheiten zu reduzieren. Besprich mit ihm – wenn der Kontakt regelmäßig da ist - also das Nötigste, wenn es um das Kind geht und nimm alle persönlichen und emotionalen Belange erst einmal raus. Es geht dabei darum, dass du emotional zur Ruhe kommen und loslassen kannst, damit sich eure Dualseelenverbindung besser entwickeln kann. Meist ist in einer Dualseelenbeziehung mit Kind unheimlich viel Spannung, weil man sich eben schlecht einfach mal eine Weile aus dem Wege gehen kann. Und es ist wichtig wieder etwas Entspannung in die Situation zu bringen.

Konzentriere dich auch in diesem Fall einfach vor allem auf dich und dein Kind. Denn das kommt dir und dem Kleinen zu Gute und ihm entzieht man die Energie, die man ihm sonst vielleicht über Wut, Traurigkeit und Aufregung zur Verfügung stellen würde.

Kämpfe natürlich, wenn nötig, um die Rechte deines Kindes, wenn es um Unterhalt und Co. geht. Es ist wichtig, dass du dich hier durchsetzt und Grenzen setzt. Denn als Loslasser lassen wir eh schon oft zu viel durchgehen. Aber hier geht es vor allem auch um die Versorgung des Kindes. Ebenso setze natürlich Grenzen, wenn er dich immer wieder verletzt.

Kümmert er sich unregelmäßig oder gar nicht um euer Kind, dann triff für dich und den kleinen Schatz eine Entscheidung, ob du dieses Auf und Ab mitmachen möchtest und nicht vielleicht mit einem kompletten Kontaktabbruch (bis auf das Finanzielle) besser fährst. Denn meist ist es besser, dem Kind Ruhe zu bieten, als immer wieder den Vater zu vermissen, Erklärungen zu suchen, warum er nicht anruft und dergleichen mehr. Denk dabei bitte immer zuerst an das Kind und nicht an die Rechte deines Gefühlsklärers, die er in einem solchen Falle ja eh nicht wirklich wahrnimmt.

siehe auch die vorherige Frage

Er hat noch Sachen von sich bei mir. Soll ich sie ihm zurückgeben?

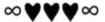

Wenn er noch Sachen bei dir hat, gib sie ihm zurück. Er wird sie sonst immer als Grund nutzen können, dich zu kontaktieren oder dich zu besuchen. Meist lässt ein Gefühlsklärer gerne Sachen zurück, um genau diese Möglichkeit zu haben. Denn so muss er nie mit der Sprache rausrücken, wenn er dich vermisst oder schauen will, ob er dich noch haben kann. Er soll aber nicht immer wieder Gründe vorschieben, sondern in die Lage kommen, dass er sagen muss, warum er dich sehen will.

Ein weiterer Grund, ihm die Sachen zurückzugeben, ist die Energie die dahintersteht, wenn man sie behält. Zum einen kannst du als Loslasser leicht in eine Loslassfalle geraten, wenn du sie nicht gerne hergibst. Zum anderen wirst du auch immer wieder an ihn erinnert. Zeig ihm, dass du loslassen kannst, indem du ihm die Sachen zurückgeben möchtest.

Lässt er sich nicht auf einen Termin ein oder sagt ihn immer wieder ab, dann schick ihm die Sachen per Post oder stell sie vor seine Tür. Je nachdem, was praktikabel und sinniger ist.

Ähnlich verhält es sich übrigens auch mit Sachen, die er noch von dir hat. Fordere sie zurück. Gerade wenn es auch um Geld geht. Kommt es auch hier immer nicht zu einer Übergabe, sag ihm, er soll es schicken oder das Geld überweisen. Kann er deine Sachen behalten, hat er auch immer wieder einen Grund, dich zu kontaktieren, dich vielleicht weiter hinzuhalten und Treffen vorzuschlagen.

Ich komme einfach nicht in die Lebensfreude. Was mache ich falsch?

Vielen Loslassern fällt es schwer in die Lebensfreude zu finden, wenn alle anderen Lernaufgaben erledigt sind. Ein Gefühl von Leere stellt sich manchmal ein, obwohl eigentlich alles soweit in Ordnung ist. Aber Freude will nicht recht aufkommen und man weiß nicht genau, was man mit sich anfangen soll.

Das kann daran liegen, dass wir bei der Lernaufgabe Lebensfreude auch einen Richtungswechsel in den Lernaufgaben haben. Wir möchten dir anhand eines Beispiels erklären, was wir damit meinen:

Stell dir vor, du hast in einer sehr unordentlichen und vollgestellten Wohnung gehaust. Und du musstest alles aufräumen. Zu Beginn hattest du Angst, überhaupt anzufangen, denn du wusstest, dass du dich auch von ein paar Dingen trennen musstest (*Lernaufgaben Ängste überwinden & Loslassen*). Als du jedoch angefangen hast aufzuräumen, hast du dich gefragt wie es überhaupt so weit kommen konnte. Du hast festgestellt, dass du viel zu wenig Platz in deinen eigenen vier Wänden hast und unheimlich viel Zeug auch von Freunden, Familie und Kollegen bei dir rumsteht. Und du hast begonnen es ihnen zurückzugeben und ihnen Grenzen zu setzen, was sie dir alles aufbürden können (*Lernaufgaben Selbstliebe & Grenzen setzen*). Du hast geputzt, sortiert, geräumt und ausgemistet. Und auf einmal ist deine Wohnung halb leer. Alles wirkt merkwürdig und... ja leer. Es fühlt sich irgendwie komisch an. Freude will sich nicht wirklich über das Geleistete einstellen.

Das ist der Zustand in dem du dich vermutlich gerade befindest. Du hast die ganze Zeit Dinge aus deinem Leben ausgeräumt, losgelassen, abgegrenzt, um mehr Raum für dich zu haben. Aber nun geht es daran, es wieder zu füllen. Es geht also nicht mehr raus sondern rein. Das ist der Richtungswechsel, den wir meinen.

Geh also freudig daran, dein Leben wieder mit schönen Dingen zu füllen. Die Lebensfreude ist die Lernaufgabe, in der du dich erst richtig kennenlernst. Denn nun kannst du herausfinden, was du wirklich brauchst, weil jetzt der Raum dafür da ist. Welche Menschen, welche Situationen, welche Erlebnisse, welche Hobbys und dergleichen mehr. Probiere dich also aus. Hab Freude daran deine „Wohnung" neu einzurichten und zu dekorieren. Und wenn es dann etwas doch nicht ist, dann versuche etwas Anderes. Wenn du mit Leichtigkeit und Freude an die Dinge herangehst, wirst du schnell finden, was dich glücklich macht und was nicht. Loslassen und Grenzen setzen kannst du ja nun. Also hinein ins Vergnügen.

Es fühlt sich vielleicht auch komisch an, weil du immer gewohnt warst, dich um die Bedürfnisse anderer zu kümmern und das nun nicht mehr der Fall ist. Aber weißt du was? Du darfst dich noch um jemandes Bedürfnisse kümmern: Deine! Also finde heraus, was das genau ist und wie du dich selbst am besten glücklich machen kannst.

Was mache ich, wenn sich meine Dualseele wieder meldet, er aber signalisiert, dass er immer noch keine Beziehung will?

∞♥♥∞

Wenn er nach einem längeren Kontaktabbruch wieder auf dich zukommt, aber definitiv keine Beziehung möchte, dann kann es gut sein, dass er nur versucht nachzusehen, ob er dich noch haben könnte, ob es einen anderen Mann bei dir gibt oder dass er einfach an die alten Zeiten wieder anknüpfen möchte.

Meist ist dieser Gefühlsklärer in seiner dritten Lernaufgabe. Das heißt er merkt, dass er ohne dich schwer zurechtkommt, dich vermisst und an Liebeskummer leidet. Er ist aber dennoch noch nicht bereit, sich auf die Beziehung und die Liebe zu dir einzulassen. Wir nennen diese Phase auch gerne Verhandlungsphase. Denn meist schlagen diese Männer dann vor, dass man doch Freunde bleiben könnte oder eine Affäre wieder aufleben lassen könnte.

Tu dir und eurem Prozess einen Gefallen und setze ihm eine Grenze. Denn dieser Versuch seinerseits ist auch eine Prüfung für dich, ob du wieder schwach wirst und nachgibst. Und er braucht die Grenze, um an seine nächste Lernaufgabe kommen zu können. Bitte weise Freundschaft und Affäre als Option immer zurück, denn so wird sich nichts verändern. Wir haben in den über 10 Jahren Beratung noch nicht eine einzige Dualseelenverbindung erlebt, die sich über Freundschaft oder eine Affäre klären ließ. Im Gegenteil, es sind meist sogar die

Geschichten, die richtig viel Zeit in Anspruch nehmen und sich über Jahre, wenn nicht Jahrzehnte hinziehen.

Bedenke, dass er sich in dieser Situation immer wieder drauf berufen kann, dass ihr beide *nur* eine Freundschaft oder Affäre habt, er kann also kommen und gehen wie er will. Gehst du jedoch kann er ebenfalls darauf pochen. Denn schließlich habt ihr ja was zusammen. Es geht also weder vor noch zurück.

Sagt er nicht klar, was er will oder nicht will und mit seiner erneuten Kontaktaufnahme beabsichtigt, dann frag ihn. Frag ihn ruhig klar heraus, was er will und worauf das Ganze hinauslaufen soll. Klare Fragen bringen in der Regel klare Antworten. Und dann handle entsprechend.

Du bist eine ganze Frau, die eine ganze Beziehung und volle Aufmerksamkeit verdient hat. Kann er das nicht, lass ihn wieder gehen und weiter an seinen Lernaufgaben arbeiten. Denn dann hat er noch etwas zu tun. Mach ihn nicht wieder zur Priorität, wenn er dich nur wieder zu einer Option machen will.

Wenn er tatsächlich endlich mit der Klärung auf mich zukommt, wie gehe ich damit am besten um?

Wenn es endlich soweit ist, dann ist eines vor allem Gebot: Macht langsam!

Lass es einfach langsam angehen. Schau dir bitte einfach erst einmal an, was er genau möchte, wie er sich alles vorstellt, und lass ihn erzählen, welche Gedanken er sich in der vergangenen Zeit gemacht hat. Schau dir mit dem nötigen Abstand erst einmal an, welch veränderter Mann jetzt plötzlich vor dir steht und sei dir aber immer noch bewusst, was ihr hinter euch habt.

Es geht dabei nicht darum, ihn zu bestrafen, sondern ihn als Gefühlsklärer die Dinge auch wirklich erstmal klären zu lassen. Sei wachsam und behutsam, ob er die Dinge, die er ankündigt auch umsetzt. Denn genau da ist immer seine Schwachstelle gewesen. Er wusste schließlich immer, dass er dich liebt, aber danach gehandelt hat er nie. Es geht bei ihm also immer um das Handeln aus dem Herzen heraus. Du quälst ihn damit nicht, sondern hilfst ihm bei dieser Abschlussprüfung. Bleib ruhig und besonnen, denn das gibt euch beiden die nötige Stabilität in dieser Annäherungsphase. Und behalte du vor allem in der ersten Zeit noch die Führung. Er ist schließlich immer noch unsicher im Umgang mit den Gefühlen. Gib ihm damit die nötige Struktur, die er jetzt, wo er alle seine Schutzmauern verloren hat auch braucht.

Und dann nochmals: Macht langsam!

Stell dir vielleicht einmal folgendes vor:

Er hatte unheimlich Flugangst, ist nun aber endlich bereit, mit dir in das Flugzeug zu steigen und ein neues Leben zu beginnen. Nimm ihn jetzt bitte nicht mit in ein kleines Kunstflugzeug und übertreibe es vor lauter Freude mit ein paar Loopings, einer Schraube und anderen abenteuerlichen Flugmanövern, die du zwar in der Liebe beherrschst, ihn aber noch völlig überfordern. Er steigt dir sonst aus der kleinen Maschine aus, spuckt dir vor die Füße und sagt dir: Danke, das war's.

Macht langsam und nehmt einen kurzen Linienflug in einer Boeing. Für 45 Minuten von München nach Berlin. Ganz behutsam und vorsichtig. So kann er feststellen, dass er wirklich keine Angst zu haben braucht, Fliegen nicht schlimm ist und er wird immer sicherer im Umgang damit.

Lasst euch also einfach die ersten Wochen und Monate Zeit, euch neu kennenzulernen und genießt die Zeit. Bleib du dabei natürlich vor allem auch bei dem, was du in den Lernaufgaben gelernt hast. Denn nur mit den neuen Mustern klappt euch die Beziehung. Fängt man wieder an zu klammern, rutscht in die alten Ängste und Verhaltensmuster zurück, wird er das als dein Spiegelbild ebenfalls tun. Ihr seid euch nun endlich auf Augenhöhe, frei von Ängsten und Blockaden begegnet, haltet nun auch die Stabilität. Vergiss deine Bedürfnisse nicht wieder und stell dich nicht mehr hinten an. Das ist jetzt vorrangiges Ziel, die Balance zu halten, bis es sich zwischen euch eingespielt hat.

Wir wünschen euch beiden dafür alles Glück und alle Liebe dieser Welt!

Ich spüre, dass er mich liebt, aber er behauptet das Gegenteil. Kann ich meinem Gefühl trauen?

Du empfängst als Herzmensch im Dualseelenprozess immer zwei unterschiedliche Signale von deinem Gefühlsklärer. Das Eine ist das, was wir spüren und fühlen. Oft kannst du in dich hineinfühlen und regelrecht spüren, dass auch er dich liebt und Gefühle für dich hat. Auch in bestimmten Situationen, wo er sich zu öffnen scheint, ist das spürbar. Das Andere ist jedoch dann sein Handeln oder auch das was er sagt. Er verhält sich oft nicht so, als würde er dich lieben oder er sagt es sogar so.

Wichtig ist, dass du hier immer deinem eigenen Gefühl vertraust. Denn gerade du als Herzmensch verfügst über die nötige Empathie und kannst sehr genau erspüren, ob jemand etwas für dich empfindet oder nicht. Wenn es also um seine Gefühle für dich geht, traue deinen eigenen Emotionen und Eindrücken dazu.

Nimm ihn jedoch trotzdem bei dem, was er sagt und wie er handelt. Denn das ist das, was er dir gerade geben oder auch nicht geben kann. Und es nützt überhaupt nichts, einem Kopfmenschen gegenüber auf seinen Gefühlen zu beharren.

Setz ihn also nicht unter Druck, zu seinen Gefühlen zu stehen. Denn wenn er gerade – aus welchen Gründen auch immer – nicht möchte, dass du weißt, was er für dich empfindet, dann solltest du das vorerst respektieren und akzeptieren. Lass dir aber dennoch nicht deine feinen Antennen von ihm verbiegen.

> Ich bemühe mich so sehr mit meinen Lernaufgaben, und er scheint jetzt nur noch mehr Ablenkung zu suchen. Warum?

Wir erleben immer wieder, dass der Loslasser unheimlich bemüht an seinen Lernaufgaben arbeitet und dann erleben muss, dass er offenbar nur noch mehr Sport macht, sich noch größere Dinge anschafft, mehr auf Partys geht und dies auch immer wieder gerne in sozialen Netzwerken kundtut. Als Loslasser ist man dann oft fürchterlich erschreckt. Er scheint die nächste Frau im Arm und den nächsten Urlaub gebucht zu haben und dokumentiert alles mit Bildern.

Dazu musst du folgendes Wissen: Deine Dualseele ist es gewohnt, seine Probleme mit Ablenkung zu deckeln statt sie zu lösen. Vor allem, wenn es um unwillkommene Gefühle und Ängste geht. Das hat ihm bisher immer geholfen. Und natürlich greift er auch noch zu diesem Mittel, solange der Dualseelenprozess für euch beide nicht beendet ist.

Und du musst ebenso wissen: Je schlechter es ihm erst einmal geht, desto mehr wird er versuchen, sich abzulenken. Er gibt also umso mehr Gas und treibt es umso bunter, je schlimmer das Chaos in seiner Gefühlswelt wütet. Während du also denkst, dass es ihm fantastisch geht und er nur noch unterwegs ist und/oder arbeitet, Sport macht und so weiter, ist es also eigentlich umgekehrt. Er versucht sich so sehr abzulenken, weil er dem Chaos in sich nicht mehr Herr wird. Es zeigt also eigentlich, dass es ihm schlechter geht.

Lass dich also nicht schrecken, wenn du mitbekommst, dass er offenbar noch eine Schippe drauflegt in seinem ursprünglichen Verhalten und Muster der Ablenkung. Er versucht damit, sein Umfeld und vor allem auch sich selbst zu überzeugen, dass es ihm gut geht und er alles im Griff hat.

Trotzdem tu dir und eurem Dualseelenprozess einen Gefallen und beobachte ihn nicht über soziale Netzwerke oder WhatsApp und Ähnliches. Denn dich wühlt es eventuell nur immer wieder auf, schubst dich damit immer wieder aus deinen Lernaufgaben und Prozessen. Dadurch stellst du ihm sonst noch die nötige Energie für all die Unternehmungen zur Verfügung.

> **Ich frage mich immer, wann er denn mit seinen Lernaufgaben fertig ist. Wie lange dauert das denn?**

∞♥♥♥∞

Letztlich müssen wir dir diese Frage immer wieder beantworten mit: Es dauert so lange, wie du für deine Lernaufgaben brauchst und ein wenig länger.

Generell betrachtet, kann man ein Dualseelenkarma innerhalb von ein bis drei Jahren klären. Wir rechnen hier aber immer erst ab dem Zeitpunkt, an dem man wirklich mit der Aufarbeitung der Lernaufgaben beginnt. Du könntest ihn also auch schon länger kennen, weißt aber erst jetzt, was hinter eurer besonderen Beziehung steckt und beginnst nun mit dem Ängste überwinden und Loslassen.

Die Jahre kommen zustande, weil es dann doch auch wieder um tiefgreifende seelische Prozesse geht und große Schritte in der Persönlichkeitsentwicklung. Diese lassen sich leider nun mal nicht in wenigen Wochen abwickeln. Auch wenn wir noch so schnell, noch so spirituell sind und alles verstanden haben, müssen wir in einem solchen Prozess auch immer mit einbeziehen, dass wir Zeit brauchen, bis sich alte Muster in uns auflösen und durch neue sicher und stabil ersetzt werden können.

Zusätzlich kommt es ebenfalls immer auch darauf an, wie eure persönliche Konstellation ist. Sind zum Beispiel noch andere Lebensgefährten bei euch mit im Spiel und wie viele Nebenlernaufgaben habt ihr noch mit im Dualseelengepäck.

Auch euer religiöser Hintergrund, das Alter und euer Charakter können Faktoren sein, die den zeitlichen Verlauf und damit die Länge eures Auflösungsprozesses beeinflussen.

Es ist also ganz allgemein nie wirklich zu sagen, wie lange es dauert. Denn das ist für jedes Dualseelenpaar anders und lässt sich fast nicht allgemein ausdrücken.

Wenn es dir darum geht, wie lange dein Gefühlsklärer braucht, dann hängt alles auch sehr von dir und deiner Bereitschaft ab, deine Lernaufgaben zu machen. Denn du bist das Zugpferd in eurer Konstellation, der aktive Part, der bestimmt ob und wie schnell es generell weitergeht. Es ist deshalb für dich als Herzmensch und Loslasser immer extrem wichtig, an deinen Lernaufgaben und an deinem Dualseelenprozess weiterzuarbeiten.

Achte dabei immer wieder darauf, dass du nicht in eine Warteposition gehst, wo du erwartest, dass dein Gefühlsklärer etwas unternimmt. Denn energetisch betrachtet bedeutet eine innerliche Haltung des Wartens immer Stillstand des Prozesses.

Schieb diese Frage, wie lange er denn braucht, einfach immer wieder beiseite. Konzentriere dich lieber auf dich und dein Tun, statt auf ihn. Denn so verhinderst du auch, ihn immer wieder energetisch aufzutanken. Achte auch darauf, dass du gerade ab der Lernaufgabe Selbstliebe den ganzen Prozess auch für dich tust – nicht nur mehr für ihn. Denn dann machst du all das hier nur, damit er kommt, damit er... Und das wäre kein Loslassen, wenn alles nur an ihm hängen bleibt.

Natürlich darfst du es auch tun, damit ihr in eine wunderschöne Beziehung findet. Aber tu es auch für dich. Liebe dich für dich, nicht für ihn. Setze deine Grenzen, damit du dich wohler, glücklicher und freier fühlen kannst. Nicht für ihn. Denn hängt alles von ihm ab, können sich wahre Lebensfreude und bedingungslose Liebe nicht einstellen. Und damit erfüllt sich das Ende des Dualseelenprozesses nicht.

Warum kann er sich immer wieder auf eine neue Frau einlassen aber auf mich nicht?

Wenn dein Gefühlsklärer einer von den Männern ist, der sich immer wieder mit neuen Frauen einlässt, dann kannst du sicher sein, dass er eher zu den Typen gehört, die sich mit anderen Frauen ablenken und sich dort auch immer mehr oder minder eine Bestätigung suchen. Sie suchen den Kick und auch immer wieder die Leichtigkeit, der aufgeregten Spannung, den der Beginn von Beziehungen immer hat.

Was du dazu wissen musst, ist, dass diese Frauen auch oft nur diese Funktion für ihn erfüllen: Ablenkung und Bestätigung. Es muss sich alles leicht, spannend und aufregend anfühlen. Das bedeutet aber auch, viel tiefer gehen seine Gefühle für diese Frauen nicht. Es ist aber alles so einfach, es sind keine Verpflichtungen oder eine große Verantwortung dabei. Es ist für ihn also erst einmal das, was er bevorzugt: Leichtigkeit und Unverbindlichkeit.

Meist halten diese Affären oder auch kurzfristigen Beziehungen jedoch nicht sehr lang. Denn es liegt nicht an dir, dass er keine tiefergehende und verbindlichere Beziehung eingehen kann, sondern an ihm. Sobald es nämlich dort auch verbindlicher und ernster wird, tritt er dort genauso wieder den Rückzug an und beendet die Beziehung zu der anderen Frau. Er versucht einfach zu vermeiden, dass tiefere Gefühle auftreten können. Denn dann wird es für ihn kompliziert und schwer. Solange also alles locker und leicht ist, ist es okay für ihn.

Mit dir hat er deshalb Schwierigkeiten, weil er bei dir den tiefen Gefühlen nicht aus dem Weg gehen kann. Sie sind einfach schon da. Und er hat genauso wenig wie du einen Knopf, um diese Gefühle abzuschalten. Und du weißt selbst, dass ab einem gewissen Punkt – nämlich dann, wenn es mit den Lernaufgaben losgehen soll - eine Dualseelenverbindung keine schöne und leichte Verliebtheit mehr ist, sondern schwer wird und herausfordernd. Und dem geht er erst einmal aus dem Weg – ganz seinen Lernphasen entsprechend.

Sein Verhalten sagt also gar nichts darüber aus, ob er dich oder eine andere Frau mehr liebt. Er geht einfach erst einmal seinen Problemen und Lernaufgaben aus dem Weg. Er vermeidet diese schweren Gefühle und Ängste, die da in ihm hochkommen, weil er sie einfach nicht fühlen will.

Geh deshalb einfach weiter in deinem Dualseelenweg. Je mehr du dich nämlich um dich und deine Lernaufgaben kümmerst und damit deine Energie auf dich lenkst, desto mehr entziehst du ihm deine Energie. Und das alleine sorgt dafür, dass er auf Dauer diese Flucht in die Arme anderer Frauen nicht aufrechterhalten kann und er sich seinen eigenen Ängsten und Aufgaben stellen muss.

Wieso kann er mit seiner Frau immer noch in den Urlaub fahren, wenn die Ehe doch schon nicht mehr gut läuft? Warum macht er das?

Wenn dein Gefühlsklärer noch gebunden beziehungsweise verheiratet ist, kann es durchaus vorkommen, dass er mit seiner Frau oder Lebensgefährtin noch einen Urlaub plant und diesen auch mit ihr antritt, obwohl die Ehe schon nicht mehr wirklich gut ist. Das kann zum einen damit zu tun haben, dass vielleicht zwar die Beziehung nicht mehr das ist, was sie einmal war, aber derzeit kein großer Stress zwischen beiden herrscht. In einem solchen Fall schlägt natürlich auch einfach viel die Gewohnheit, die wir alle aus unseren Beziehungen kennen, mit zu. Man fährt natürlich als Paar in den Urlaub oder auch als Familie, einfach, weil man das eben so macht. Meist sind diese Paare ja auch gut eingespielte Teams. Es ist also eigentlich ein Leichtes.

Was auch oft mit in einen solchen Fall reinspielt, ist die Tatsache, dass er sich vielleicht noch gar nicht endgültig für eine Trennung entschieden hat. Vor allem, wenn er weiß, dass du als seine Affäre oder Nebenbeziehung alles auch mitmachst. Meist rüttelt der Gefühlsklärer erst einmal nicht an den gegebenen Umständen seiner noch bestehenden Ehe, wenn er nicht wirklich dringend muss. Denn auch die Trennung fällt ihm natürlich nicht leicht und ist mit allerlei Ängsten für ihn gepflastert wie: Was ist dann mit den Kindern? Was fordert sie finanziell? Was ist mit dem gemeinsamen Haus? Wie reagiert sie? Was sagen Freunde und Familie?

Und wie sollte er ihr erklären, warum er nicht mit in den Familienurlaub fahren will. Seine Frau oder Lebensgefährtin würde ja sofort misstrauisch werden, wenn er alleine zuhause bleiben wollen würde. Er entscheidet sich also meist erst einmal für den leichten Weg. Einfach mit in den Urlaub fahren und darauf hoffen und vertrauen, dass du als der liebe Herzmensch schon Verständnis hast und das mitmachst.

Meist macht der Herzmensch auch noch den Fehler und gibt ihm noch die Kraft für den bevorstehenden Urlaub. Er möchte dich natürlich nochmal sehen und sprechen vorher, denn er weiß ja schließlich, dass auch er jetzt einige Wochen ohne dich auskommen muss. Denn eventuell kann er dir im Urlaub nicht einmal schreiben. Er ist dann möglicherweise sogar noch besonders lieb zu dir, damit du ihm ja nicht den Laufpass gibst oder dich verärgert zurückziehst. Er baut auf deine Geduld und seine Liebe zu ihm. Und so holt er sich von dir noch seine Art Absolution für seinen Urlaub, obwohl es eigentlich nicht in

Ordnung ist, dass er das noch macht. Vor allem wenn er dir vielleicht schon ständig verspricht, sich von seiner Frau zu trennen. Lässt du das zu, nimmt er deine Energie mit in den Urlaub. Auch schon deshalb, weil du dir natürlich jeden Tag Gedanken machst, was sie wohl machen, ob etwas zwischen den beiden im Urlaub läuft und dergleichen mehr. Und da jeder Gedanke Energie ist, fließt im Urlaub wahrscheinlich noch mehr zu ihm, als an anderen Tagen.

Wir müssen dir deshalb wie immer davon abraten, ganz generell die Affäre zu deinem gebundenen Gefühlsklärer aufrecht zu erhalten. Denn solange er weiß, du bist da und machst es mit, wird es einen Urlaub nach dem anderen geben. Und die Trennung von seiner Frau zögert sich ebenfalls heraus. So sagt es uns auch die Erfahrung. Erst, wenn er merkt, dass er dich durch sein Verhalten, sein Herauszögern der Trennung und dem dich Hinhalten verliert, wird er endlich auch eine Entscheidung treffen und etwas an seiner jetzigen Beziehung ändern.

Warum setzt er mit seiner Frau noch ein zweites Kind in die Welt, wenn er seine Frau doch gar nicht mehr liebt und mit mir etwas hat/hatte?

∞♥♥∞

In diesem Fall müsste man natürlich erst einmal herausfinden, ob er ein weiteres Kind überhaupt gewollt hat oder ob es eine Art „Unfall" war.

Kinder sind jedoch so oder so für einen Gefühlsklärer kleine Menschen, die ihm immer ein Gefühl von bedingungsloser Liebe vermitteln. Er muss bei seinem Kind oder seinen Kindern nichts leisten, keine Anforderungen erfüllen, niemand besonderes sein. Sie lieben ihn einfach, weil er Papa ist. Nicht mehr und nicht weniger. Deshalb wird ein verantwortungsvoller Gefühlsklärer seine Kinder auch immer lieben und schützen wollen. Und er wird dann auch sicherlich erst einmal nicht beabsichtigen, sich von seinem Kind zu trennen.

Seine Frau wird das wissen und versucht eventuell, ihn mit diesem weiteren Kind an sich zu binden. Vielleicht weil sie schon spürt oder weiß, dass er sich trennen will oder zumindest von ihr entfernt.

Wenn er es ebenfalls gewollt hat, dann ist es möglicherweise wirklich ein Versuch und damit eine Entscheidung, seine Beziehung/Ehe retten zu wollen. Wir hören aber auch immer wieder von Gefühlsklärern, dass sie ein zweites oder weiteres Kind in die Welt setzen, weil sie damit versuchen, die Gefühle zu ihrer Loslasserin zu begraben und zu vergessen. Einfach weil sie sich nicht durchringen können, sich von der bestehenden Familie und Frau zu trennen und sich ablenken möchten. Denn ein Kind fordert ja wirklich erst einmal volle Aufmerksamkeit. Und so kann er all seine Gedanken, Zeit und Energie auf das Kind lenken.

So oder so müssen wir dir auch in diesem Falle empfehlen, dass du dich aus einer vielleicht noch bestehenden Affäre zu deinem Gefühlsklärer zurückziehst. Unterstütze nicht mit deiner Kraft und Energie, was er nicht leisten kann. Denn sonst kommt er immer wieder zu dir, um aufzutanken. Und er nimmt deine Energie dann mit nach Hause, um dort mit deiner Kraft alles aufrechterhalten zu können.

Ich habe versucht, ihn eifersüchtig zu machen, aber es hat ihn völlig kalt gelassen. Wieso reagiert er nicht darauf?

Eines muss dir bei deiner Dualseele immer klar sein: Er wird immer deine wahren Absichten hinter deinem Handeln erspüren können. Ihr zwei seid energetisch so sehr auf einer Wellenlänge, dass er jede Form von Taktieren und Lüge sofort entlarven kann. Deshalb ist es nicht möglich, ihn in die Irre zu führen, zu taktieren oder ihn gar zu betrügen, ohne dass er das sofort merkt.

Hinter einer Dualseelenverbindung steht das Thema wahre Liebe. Und hier steckt das Wort Wahrheit schon mit drin. Es wird sich also immer deine wahre Absicht mit übertragen.

Stellen wir uns einfach einmal folgendes vor:

Wenn du versuchst, ihn eifersüchtig zu machen, dann stehst du womöglich in einer Bar am anderen Ende des Tresens mit einem anderen Mann und versuchst so zu flirten, dass Deine Dualseele es beobachten kann. Du lachst, bist freundlich, vielleicht berührst du diesen anderen Mann sogar am Arm. Gedanklich bist du jedoch bei deiner Dualseele. Du fragst dich, ob er dich sieht und ob er entsprechend reagiert. Du schaust vielleicht auch immer wieder zu ihm rüber, um zu kontrollieren, ob er dich mit dem anderen Mann auch sieht. All deine Energie ist also nicht auf den anderen Mann gerichtet, sondern du bist mit allen Fasern deines Seins bei deinem Gefühlsklärer. Und genau das wird er spüren können. Wenn er es nicht sogar an deinem Verhalten ablesen kann. Er ist sich also sicher, dass es um ihn geht und nicht um den andern Mann. Für ihn gibt es also keinen Grund beunruhigt zu sein. Und er wird nicht reagieren. Vor allem, wenn er nicht möchte, dass du weißt, wie wichtig du ihm tatsächlich bist.

Wenn du jedoch mit einem Mann flirten würdest, der dir wirklich gefällt und dein Interesse geweckt hat, dann bist du natürlich auch mit all deiner Energie bei diesem Mann. Dein Lachen ist anders und aufrecht, du hast echtes Interesse an diesem anderen Mann. Und du schaust dich wohl auch nicht ständig nach deinem Gefühlsklärer um.

Auch das würde deine Dualseele sehr genau spüren. Denn nun ziehst du die Energie von ihm ab und investierst sie in den Konkurrenten. Das würde ihn tatsächlich eifersüchtig machen. Denn nun hat er spürbar, dass ein anderer dich erobern könnte und er Gefahr läuft, dich zu verlieren.

Probiere dieses Eifersüchtig machen deshalb lieber nicht mit deiner Dualseele aus. Er würde eh merken, was du ernst und aufrichtig meinst und was nicht. Und im Zweifelsfall wird er vielleicht nur auch noch wütend auf dich, weil du versuchst, Dinge und Verhalten aus ihm herauszulocken, zu denen er jetzt einfach noch nicht bereit ist. Du kannst mit einer solchen Finte damit im ungünstigsten Falle die Situation zwischen euch noch verschlimmern, anstatt sie zu verbessern. Denn wer mag es schon, wenn mit einem Spielchen gespielt werden.

Er hat ganz plötzlich geheiratet? Wie konnte das passieren?

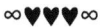

Leider hören wir das hin und wieder. Man hat vielleicht eine Weile lang keinen Kontakt zu seinem Gefühlsklärer und plötzlich hört oder liest man irgendwo, dass er wie aus dem Nichts heraus seine bestehende Freundin oder eine neue Partnerin geheiratet hat.

Der Schock ist dann natürlich entsprechend groß und die Enttäuschung sitzt tief. Womöglich arbeitest du ganz intensiv an deinem Dualseelenprozess und dennoch passiert so etwas Unerwartetes und Schreckliches.

Ein Grund dafür kann sein, dass er in einem – wie sollen wir das sagen – Anflug von Panik, sich einfach in eine Ehe stürzt, weil er sich selbst den Rückweg zu dir versperren möchte. Dann hat er nicht nur innerliche sondern auch äußerliche Gründe, dich vergessen zu müssen, dich aus dem Kopf zu bekommen und die Gefühle für dich zu verdrängen. Er versucht auf diesem Wege zu verhindern, wieder schwach zu werden. Hin und wieder nutzen Gefühlsklärer leider diesen Weg.

Ein anderer Grund kann aber leider auch sein, wenn du als Loslasser zu sehr und zu lange in einer Warteposition verharrst. Hinter dieser Warteposition steckt auch immer eine Erwartungshaltung. Das kann die Erwartung sein, dass er sich endlich meldet, endlich mit seinen Lernprozessen durch ist, endlich kommt. Wenn all deine Energie jedoch in seine Richtung gelenkt ist und du selbst auf deinem Dualseelenweg pausierst, dann hat er im Zweifel genug Energie und Kraft, um eine neue Beziehung aufzubauen oder eine bestehende Beziehung in eine Ehe zu führen. Und es wird für dich dann Zeit, diese Warteposition zu verlassen und wieder auf deinen Weg zu gehen, deine Lernaufgaben zu machen und dich auf dich zu konzentrieren.

Die gute Nachricht in beiden Fällen ist, dass auch eine Ehe kein Hinderungsgrund ist, der eure Dualseelenverbindung scheitern ließe. Denn sonst wären ja alle Dualseelen, die noch gebunden oder verheiratet sind von vornherein zum Scheitern verurteilt. Wenn wir es einmal sehr platt betrachten, dann ist eine Ehe nichts, was man nicht wieder trennen kann. Nimm die Situation deshalb als das, was es ist: Ein Hinweis darauf, dass du dich so oder so noch mehr auf dich und deinen Weg und deine Entwicklung konzentrieren solltest. So schwer es vielleicht auch erst einmal zu sein scheint. Kümmere dich wieder um dich und sorge dafür, dass es dir wieder gut geht. Denn dann entziehst du ihm auch die Energie, die es ihm eventuell noch ermöglicht, auf diesem Wege weiterzugehen.

Warum will er nur Sex mit mir, aber mit seiner Freundin die Beziehung weiterführen?

Immer wieder hören wir von Konstellationen, wo der Gefühlsklärer nur den Sex von seiner Dualseele möchte, ob nun innerhalb einer Affäre, einer Freundschaft plus oder einer anderen Art sexueller Beziehung. Die Beziehung jedoch möchte er mit seiner Freundin aufrechterhalten.

Den Vorteil, den er davon hat, ist, dass er dir gegenüber unverbindlich bleiben kann. Denn seine Freundin fungiert wie ein Schutzschild dir gegenüber. Er kann ja argumentieren, dass eine Beziehung zwischen euch beiden nicht geht, weil er ja seine Freundin liebt oder einfach auch nur bei ihr bleiben möchte, weil sie schon so lange zusammen sind. Vielleicht behauptet er auch, dass die Gefühle für dich für eine Beziehung nicht reichen würden. Er kann damit jede Diskussion im Keim ersticken.

Alles Unsinn. All das heißt nicht, dass er dich nicht liebt. Im Gegenteil. Es geht hier nie nur um den Sex. Denn wenn du schon einmal Anstalten gemacht hast, es ihm zu entziehen, hast du sicherlich gemerkt, dass ihm das nicht schmeckt. Und dass er sehr darauf bedacht ist, dass du für ihn greifbar bleibst. Du als Herzmensch weißt selbst sehr genau, dass hier etwas nicht stimmen kann. Denn wenn man seinen Partner liebt, dann betrügt man ihn nicht regelmäßig. Und wenn es ihm tatsächlich nur um den „schnöden Sex" gehen würde, dann könnte er den wahrscheinlich unproblematischer woanders bekommen. Denn sicherlich ist es nicht so, dass du ihn noch nie darauf angesprochen hast, dass dir die Situation nicht gefällt. Und es gab sicherlich auch schon Stress deswegen zwischen euch.

Wir müssen dir in diesem Falle jedoch leider sagen, dass es sich dein Gefühlsklärer ziemlich bequem gemacht hat. Die Beziehung möchte er mit der Frau weiterführen, die emotional bei ihm nicht in die Tiefe kommt. Denn so läuft er nicht Gefahr, wirklich verletzt zu werden. Dich jedoch, die emotional den Reichtum, die Fülle und Tiefe in ihm auslöst, hält er beziehungstechnisch auf Abstand, weil du ihm zu gefährlich werden könntest. Den Sex möchte er dennoch haben, weil er ihm die großartige Gelegenheit gibt, unheimlich viel Kraft und Energie zu tanken. Denn wo öffnet man sich seelisch und energetisch mehr als beim Sex. Vor allem, wenn es um

Dualseelen geht. Er will auf dieses wunderschöne Gefühl aber einfach nicht verzichten. Aber er will trotzdem nicht verbindlich werden, weil er Angst hat, sich in die Liebe dahinter fallen zu lassen.

Machst du diese Situation weiter mit, wird er nichts an der grundlegenden Situation verändern. Denn er kann sich bei dir und bei ihr die Rosinen rauspicken. Auf deine – und man muss auch sagen auf ihre – Kosten. Für ihn ist es also okay so. Für dich jedoch ein permanentes Warten und Leiden. Sei dir deshalb mehr wert, als nur ein paar Stunden. Du hast eine vollständige und liebevolle Beziehung verdient. Bevor du diese von ihm haben kannst, musst du diese halben Sachen aber erst einmal ablehnen. Sonst kann keine Veränderung in eurer Situation eintreten.

> Wieso kann ich es ihm nicht einfach erklären, was hier mit uns vorgeht und dass wir Dualseelen sind?

Ganz generell möchten wir dir nicht verbieten, deiner Dualseele zu erklären, dass ihr eine Dualseelenverbindung habt. Und einige unserer Kunden haben dies auch schon getan. Doch genützt hat es ihnen in der Regel nichts, manchmal hat es sogar die Situation zwischen beiden verschlechtert. Es ist also nicht unbedingt ratsam, deinen Gefühlsklärer mit der Nase auf dieses Thema zu stoßen. Und wir möchten dir auch erklären warum:

Es mag vielleicht sein, dass er dir sogar aufmerksam zuhört, wenn du ihm von Dualseelen und ihren Lernaufgaben erzählst. Einfach weil er selbst ja sehr spürbar erlebt, dass eure Beziehung zueinander – so schwierig sie auch gerade sein mag – anders und besonders ist. Viele Gefühlsklärer nutzen sogar das Wort Seelenverwandtschaft als Beschreibung der Energien zwischen euch. Er erfährt von dir also schon eine Erklärung, warum er sich so fühlt, wie er sich fühlt, warum er auch nicht von dir loskommt und dergleichen mehr. Er nimmt die Information jedoch vorrangig nur logisch und im Kopf auf. Denn möglicherweise ist er noch nicht so weit, das emotionale Verständnis dahinter auch zulassen zu können. Kommen die Informationen aber nur in seinem Kopf an, kann er es sich dort auch wegargumentieren und so hindrehen, wie es ihm seine Ängste und Blockaden noch diktieren. Es kann also sein, dass er dir zwar glaubt, es aber für sich ausschließt, dass sich deshalb eine Veränderung in seinem Verhalten oder generell zwischen euch ergeben müsste.

Eventuell will er aber auch mit spirituellen Konzepten einfach nichts zu tun haben und erklärt dich gleich für verrückt. Das muss nicht heißen, dass er nicht spirituell ist. Aber oft macht diesen Kopfmenschen Spiritualität ebenfalls Angst, weil es auch hier wieder um Sensitivität geht, Empathie, Gefühle und erweiterte Wahrnehmung. Alles also, was mit der Herzebene zu tun hat. Und da möchte ein Gefühlsklärer ja erst einmal nicht hin.

Und selbst wenn er deine Erklärungen erst einmal annimmt, dann kann er sie oft nicht unbedingt nachvollziehen. Er versteht deine Worte und deine Erläuterungen zwar sehr gut. Aber nachempfinden, was du fühlst, wie du bestimmte Situationen empfindest, was hier in der Seele vorgeht und dergleichen mehr, kann er meist noch nicht. Und das liegt daran, dass ein Kopfmensch meist noch sehr viel emotional aufzuarbeiten und nachzuholen hat.

Stell dir vielleicht einfach einmal vor, dass du jemandem, der es nicht kennt, versuchst zu erklären wie Käsekuchen schmeckt. Du kannst den Geschmack in den schönsten Farben und Worten ausmalen, umschreiben und schwärmen. Aber er weiß dennoch nicht, wie Käsekuchen schmeckt. Er bekommt nur eine vage Vorstellung davon. Bis er Käsekuchen selbst kostet und versteht, was du meinst.

Ähnlich ist es hier mit deinem Gefühlsklärer. Er lässt in der Kommunikation darüber die Emotionen dahinter erst einmal nicht zu. Das heißt, es bleibt bei der Beschreibung, die er im Kopf greifen kann. Aber nachempfinden, fühlen muss er es erst noch, bevor er wirklich versteht, wovon du redest.

Du möchtest es ihm vielleicht einfach gern erklären, weil du willst, dass er weiß, an welchen Aufgaben er arbeiten muss und wie er sich besser und schneller weiterentwickeln kann. Wenn du aber einen Kopfmenschen vor dir hast, der davon überzeugt ist, gar kein Problem zu haben und sowieso alles richtig zu machen, dann wirst du eventuell auch sehr stark von ihm zurückgewiesen. Und diese Verletzung wollen wir dir gerne ersparen.

Wie gehe ich mit ihm um, wenn er doch schon über Gefühle redet und so lieb ist?

Meist ist es schon schwer genug, der geliebten Dualseele eine Grenze zu setzen oder sich zurückzuziehen, wenn er sich danebenbenimmt oder gar verletzend ist. Ist dein Gefühlsklärer aber besonders lieb und spricht auch schon über seine Gefühle, scheint es manchmal fast unmöglich. Dennoch muss eventuell auch bei euch ein Rückzug oder eine Grenze her, damit ihr beide in euren Prozessen und Lernaufgaben vorwärtskommen könnt.

Es geht natürlich nie darum, den anderen zu verletzen oder bösartig zu werden. Aber gerade bei einem sehr lieben Gefühlsklärer gilt das besonders. Gewiss kannst du immer mit Anstand, Ruhe und Liebe mit ihm umgehen. Trotzdem kann es sein, dass er dich hinhält – egal wie lieb er ist – und dich in einer Warteposition hält oder immer wieder wichtige Entscheidungen vor sich herschiebt und wichtige Schritte nicht geht. Deshalb empfehlen wir dir folgendes:

Bleibe auch immer wieder bei dir und dem, was die Situation mit dir macht. Nur weil er nicht mit dem Bulldozer durch dein Leben fährt, leidest du dennoch unter der Situation, wie sie gerade ist – sei es, dass er sich nicht von seiner Frau trennt, sich immer noch nicht auf eine Beziehung einlassen möchte oder ähnliches.

Ändert er schon seit längerem nichts an den eigentlichen Knackpunkten, zieh dich bitte trotz aller Liebe zurück. Erkläre ihm ruhig warum, sag ihm, dass die Situation für dich nicht auf Dauer haltbar ist. Du wirst sicherlich mit ihm reden können. Sag ihm, wenn es möglich ist, ruhig, dass es nicht darum geht, eure Liebe zu beenden, sondern nur die Situation zu verändern.

Aber auch dein Gefühlsklärer braucht eine Polarisierung eurer Situation. Das heißt, solange du ein Hinauszögern und eine unklare Situation mitmachst, wird sich nichts ändern. Denn er braucht deine Führung aus diesem Kreislauf. Schau, dass du aus einem Wischiwaschi-Zustand eine klare Position beziehst. Geht eine Beziehung zwischen euch derzeit nicht, dann nimm auch erst einmal das Nein dazu an. Nur dann bekommt die Beziehung zwischen euch eine Richtung, statt sich immer wieder im Kreis zu drehen. Er wird aus dem Nein heraus lernen, dass er mit dir zusammen sein möchte und dann auch alles Nötige dafür tun. Über das Nein kommt ihr zum Ja.

Trotzdem gilt es für dich, so lieb er auch ist, konsequent und standhaft in den Rückzügen und Grenzen zu sein. Nur dann nimmt er sie auch ernst. Denn er wird sicherlich wie jeder andere Gefühlsklärer auch, erst einmal versuchen, euren unglückseligen Zwischenzustand zu halten. Denn die Auflösung der Situation macht auch ihm Angst. Bleib dabei aber eurem üblichen Umgang entsprechend ruhig auch immer liebevoll – aber klar.

Er sagt zu mir immer, er sei nicht der richtige für mich. Ich solle mir einen anderen suchen. Was soll ich damit anfangen?

∞♥♥∞

Manchen Gefühlsklärer sagen solche Dinge leider. In allen Fällen jedoch können wir dir eines sagen:

Er schlägt dir das nur vor, weil er sich absolut sicher ist, dass du das im Moment nicht tun willst und kannst. Er ist sich deiner derart sicher, dass er so großzügig sein kann, dich freizugeben, weil er auch nicht ansatzweise davon ausgeht, dass er dich verliert oder verlieren könnte. Und aus dieser Position heraus ist es natürlich ein Leichtes, so etwas zu sagen.

Auf der einen Seite vermittelt er dir damit, dass er nicht für eine Beziehung zu haben ist. Dafür sollst du dir jemanden anderen suchen. Er schubst dich quasi von sich weg. Auf der anderen Seite stellt er aber auch sicher, dass du nicht gehst und ihn quasi verlässt, indem er deine Reaktion auf diese Aussage prüft.

Solange er also nicht merkt, dass auch er etwas zu verlieren hat, wird er dir eventuell solche Dinge immer wieder sagen. Deshalb würden wir dir in dieser Situation immer einen Rückzug und Kontaktabbruch empfehlen. Denn wenn er seine Sicherheit, dass er dich sowieso fest hat, nicht verliert, wird er an seiner Position auch nicht ansatzweise etwas verändern. Wenn du das also mitmachst, und ihn eventuell noch bestätigst, dass du ja nur ihn haben willst, hat er dich immer in der Hand.

In seltenen Fällen sagt dein Gefühlsklärer das auch, weil er selbst merkt, dass er dir emotional gar nicht das bieten kann, was du dir wünschst. Eben weil er mit seinen Gefühlen für dich nicht klarkommt. Dann sieht er auch schon sehr sein eigenes Fehlverhalten und reflektiert es gut. Aber es macht leider auch keinen Unterschied. Auch in diesem Fall müssen wir dir den eigenen Rückzug und Kontaktabbruch nahelegen. Denn ändert sich an der jetzigen Situation zwischen euch nichts, dann wird auch er seine Entscheidung, sich nicht auf eine Beziehung zu dir einzulassen, nicht verändern.

Wie gehe ich mit Energieverlusten um?

Es ist ganz wichtig für dich, zuerst einmal zu schauen, ob du selbst die Energie verlierst oder ob er sie dir eventuell nehmen kann. Wenn du zum Beispiel unheimlich viel über ihn nachdenkst und den ganzen Tag über eure Situation grübelst, verlierst du deshalb selbst sehr viel Energie. Da Energie immer der Aufmerksamkeit folgt, fließt sie also von dir weg in seine Richtung und in eure ungeklärte Dualseelenverbindung.

In diesem Fall fühlst du dich schlapp, müde und manchmal auch total ausgelaugt. Und dann ist es entscheidend, dass du wieder anfängst dich auf dich zu konzentrieren und sich auch um dich und deine anderen Belange, die eventuell gelitten haben, wie deine Arbeit, dein Studium, deine Familie, dein Haushalt und so weiter, zu kümmern.

Wenn er dir die Energie nimmt, dann kannst du dich auch sehr ausgelaugt fühlen. Meist geht dieses Gefühl aber mit Unruhe, Nervosität, plötzlicher Traurigkeit ohne Grund und dergleichen mehr einher. In diesem Fall solltest du schauen, dass du dich energetisch schützt und gleichzeitig deine Energie wieder aufbaust.

Schützen kannst du dich unter anderem, indem du zum Beispiel eine Kugel aus Licht um dich herum visualisierst, die dich energetisch abschirmt. Bitte aber auch Erzengel Michael darum, alle kraftraubenden Fremdenergien von dir fernzuhalten.

Wir Loslasser können zudem gut Energie über Sport wieder aufbauen. Der Vorteil dabei ist, dass du aufreibende Energien wie Nervosität und innere Unruhe in Bewegungsenergie umwandeln und damit abbauen kannst. Gleichzeit wird dein inneres Gleichgewicht wiederhergestellt und du schöpfst daraus neue Kraft. Aber auch Yoga, Tai Chi und andere Sportarten, die ein ganzheitliches Konzept haben und auf innere Balance ausgerichtet sind, können dabei helfen.

Lenk dich außerdem ab - so viel du neben deinen Verpflichtungen kannst. Such dir schöne Beschäftigungen aus, die dich mit Freude erfüllen. Triff dich dabei mit Freunden, lies ein schönes Buch oder geh in die Natur. Ganz nach dem, was dir guttut und was für dich eben eine schöne Beschäftigung ist. So kommst du auch wieder zu mehr Energie. Die Ablenkung sorgt außerdem dafür, dass erneute Energieverluste nicht so gut bei dir greifen können.

Wie unterscheide ich, ob ich mich schlecht fühle oder ob es sich um eine Gefühlsübertragung von meiner Dualseele handelt?

In der Regel ist es so, dass du - wenn es dir schlecht geht – genau weißt, warum das so ist. Du findest eine Begründung, weil etwas Blödes passiert ist oder du eine schlechte Nachricht erhalten hast. Außerdem rutschst du selbst nicht aus heiterem Himmel in einen anderen Gefühlszustand. Das passiert in der Regel eher langsamer. Es sei denn, dass gerade eben etwas Schlimmes passiert ist.

Findest du also eine Begründung für deine schlechte Stimmung, deine Traurigkeit oder andere unangenehme Gefühle, dann kannst du sicher sein, dass es deine Gefühle sind und nicht seine.

Handelt es sich um eine Gefühlsübertragung von deiner Dualseele, kommen diese Gefühle im Gegensatz dazu immer aus heiterem Himmel. Das heißt, du hast dich eben noch gut gefühlt und wie von Zauberhand geht es dir dann auf einmal schlecht, rinnen die Tränen, beginnt das Zittern oder du wirst unruhig. Eine Erklärung oder einen Grund gibt es für diese

Gefühlsschwankungen nicht, da du es nicht an einem Ereignis festmachen kannst.

Findest du also keine Begründung für die plötzlich veränderte Gefühlslage, dann kannst du immer davon ausgehen, dass es sich um eine Gefühlsübertragung von deiner Dualseele handelt.

Nach einem tollen Wochenende habe ich montags immer einen totalen Energieabfall. Was kann ich dagegen unternehmen?

Immer wenn du ein tolles Wochenende hattest, weil du es vielleicht mit Freunden verbracht hast, im Urlaub oder auf Wellness warst oder auch gefeiert hast, warst du sicherlich wenig mit den Gedanken bei deiner Dualseele. Du hast dich im Gegenteil voll auf dich und dein Leben konzentriert, es genossen und Spaß und Erholung vom Alltag gehabt.

Dein Gefühlsklärer kann dies immer als Energieabfall bei sich selbst wahrnehmen. Denn du hast ihm deine Energie entzogen und auf dich, dein Umfeld und die Ereignisse des Wochenendes gelenkt. Er wird in aller Regel kein schönes Wochenende gehabt haben, denn ihm hat die Energie gefehlt.

Kommt nun der Montag wieder, wird er sich unheimlich zusammenreißen, um auf der Arbeit und in seinem Alltag wieder funktionieren zu können. Das heißt, er strafft die Schultern und beginnt wieder, sich durchzubeißen – weil er muss. Bei dir kommt es dann so an, als ob er sich wieder die ganze Energie von dir nehmen kann. Denn er zieht tatsächlich an deiner Kraft.

Wenn das passiert, versuche dich weiter auf deine eigene Arbeit zu konzentrieren. Lenke dich mit deinen alltäglichen Pflichten ab und versuche, dich nicht in die Energielosigkeit fallen zu lassen. Wenn du kannst und Zeit dazu hast nutze Sport, um deine Energie wiederaufzubauen. Höre schöne, aufmunternde Musik und nutze Raumsprays und ätherische Öle mit Zitrusfrüchten, um die Energie oben zu halten. Du wirst sehen, dass deine Energie dann wieder ansteigt und er sie dir nicht so sehr nehmen kann.

siehe auch die Frage zu den Energieverlusten

Immer, wenn es mir energetisch gut geht, ich mich wohlfühle und ich wenig an ihn gedacht habe, meldet er sich. Warum?

Hast du es geschafft, in deinem eigenen Dualseelenprozess soweit vorwärts zu gehen, dass es dir zum größten Teil gut geht, du dich in deinem Leben wieder wohler fühlst und dabei auch nur noch wenig an deinen Gefühlsklärer denkst, hast du schon einiges in euer beider Klärung bewegt. Vor allem aber hast du es geschafft, das energetische Gleichgewicht – das anfangs zu seinen Gunsten lag – in deine Richtung zu kippen. Du hast sicherlich schon längst losgelassen, dich um die Selbstliebe gekümmert und setzt schon gut neue und gesunde Grenzen.

Das ist die Zeit, in der es deinem Gefühlsklärer in seinen Prozessen höchstwahrscheinlich schon sehr schlecht geht. Auch wenn man das im Außen eventuell noch nicht unbedingt sieht. Innerlich jedoch ist er im Aufruhr. Denn er spürt, dass keine Energie mehr von dir zu ihm fließt. Und das setzt natürlich bei ihm Verlustangst frei. Er fragt sich, ob du ihn vielleicht vergisst, jemand anderen kennengelernt hast und dergleichen mehr. Vor allem, wenn ihr zur Zeit keinen Kontakt habt.

Um zu überprüfen, ob er dich wirklich schon verloren hat, meldet er sich nun aus heiterem Himmel. Das hören wir sehr oft. Er möchte einfach mal wissen, wie es dir geht, mal horchen, was die Liebe bei dir macht und ob es einen anderen Mann bei dir gibt. Vielleicht fragt er sogar nach einem Treffen. Er ruft sich in Erinnerung, weil er weiß, dass es ihm im Kontakt mit dir immer gut ging und hofft so, wieder an deine schöne und aufbauende Energie zu kommen. Durch Kontakt per Mail, Telefon oder auch in einem Treffen.

Du wirst jedoch feststellen, dass er leider noch mitten in seinen Lernprozessen steckt und noch nicht zu einer Beziehung breit ist. Er würde aber gerne wieder freundschaftlichen Kontakt haben oder vielleicht wieder eure Liebschaft aufleben lassen.

Wir müssen dir natürlich hier empfehlen, dass du dich nicht darauf einlässt. Denn sonst zieht er dir wieder die Energie ab, dir geht es schlechter und er unterbricht seinen Lernprozess. Denn noch würde er jede Energie dazu nutzen, seinen Problemen, Ängsten und Lernaufgaben aus dem Weg zu gehen. Brich also dir selbst und ihm zuliebe lieber den Kontakt gleich wieder ab, wenn du auf derlei Anfragen überhaupt reagieren magst.

Warum sehe ich überall Zeichen, höre unsere Lieder und sehe und höre immer wieder seinen Namen?

Es ist ein echtes Dualseelenphänomen. Überall heißen plötzlich alle wie deine Dualseele, überall sieht man Zeichen wie zum Beispiel auf Nummernschildern und auch Lieder, die euch verbinden, spielen offenbar pausenlos im Radio.

Wir können kaum erklären, was es genau damit auf sich hat, nur, dass es fast jeden mit einer Dualseelenverbindung betrifft. Aber es wird eine Mischung aus den drei folgenden Dingen sein:

Selektive Wahrnehmung

Ein Bestandteil dieses Phänomens wird ganz unspirituelle und banale selektive Wahrnehmung sein. Das heißt, wir filtern diese Zeichen tatsächlich aus unserer Umgebung raus.

Unser aller Gehirn bekommt pro Sekunde so dermaßen viele Informationen, dass ein bewusstes Wahrnehmen all dieser Infos uns absolut überfordern würde. Dazu gehören unter anderem Dinge wie die Raumtemperatur, die Schnelligkeit unseres Herzschlags, was unsere linke Hand gerade macht, ob unser großer Zeh eingeschlafen ist und so unendlich viel mehr. Wir nehmen nur einen Bruchteil dieser Informationen bewusst wahr. Und dazu muss zwischen all den Informationen und unserem Bewusstsein ein Filter geschaltet sein. Diesen Filter steuern wir darüber, worauf wir uns konzentrieren, worüber wir viel nachdenken und was wichtig für uns ist. Das Gehirn filtert uns also alles dazu heraus. Und da deine Dualseele natürlich extrem wichtig für dich ist und du auch viel über ihn nachdenkst, filtert dein Gehirn natürlich alles in deiner Umgebung heraus, was mit ihm zusammenhängen könnte.

Karmische Trigger und Prüfungen

Wir haben aber auch oft den Eindruck, dass diese Zeichen sich zeitweise häufen, obwohl man sich gar nicht so sehr auf ihn konzentriert. Im Gegenteil, womöglich hast du sogar gerade entschieden, ihn aus deinem Kopf herauszuschieben. Dann kommen tatsächlich auch karmische Trigger und Prüfungen hinzu.

Darunter verstehen wir, dass die Zeichen kommen, um dich auf die Probe zu stellen, ob du auch bei deiner Entscheidung bleibst. Oder ob du dich wieder vom Weg ablenken lässt. Es ist wie eine Prüfung, ob du ruhig bleibst, egal wie oft du seinen Namen hörst und nicht jedes Mal in einen emotionalen Ausnahmezustand gerätst. Wer auch immer oben sitzt, prüft und triggert dich also an, um deine Standhaftigkeit und Stabilität zu testen.

Er ruft sich in Erinnerung

Außerdem können wir auch nicht von der Hand weisen, dass du manchmal den Eindruck gewinnen kannst, dass deine

Dualseele sich über Zeichen in Erinnerung bei dir ruft. Ganz so, als ob er sich in deinen Kopf einschleicht, damit du wieder mehr über ihn nachdenkst und ihm damit natürlich auch wieder ein wenig Energie zukommen lässt.

Wir werden es vielleicht nie ganz genau wissen. Aber eine Mischung aus allen drei Möglichkeiten – ob situativ oder generell - wird es sein. Und so oder so, versuche immer möglichst ruhig zu bleiben und nicht zu viel Aufmerksamkeit und Energie auf diese Zeichen zu verschwenden. Denn damit umgehst du, wieder in ein energetisches Loch zu fallen, weil es dich zu sehr aufwühlt. Und er wird nicht ungewollt mit deinem Gedankenbenzin wieder aufgetankt.

> **Ich bin oft beim Familienstellen. Und ich stelle ihn jedes Mal mit auf. Hilft das ihm und uns in unserem Dualseelenprozess?**

Wie bei allem geht es immer wieder darum, wofür du das Familienstellen nutzt und auch wie oft. Ganz generell würden wir dir auch ohne Dualseelenverbindung empfehlen, nicht zu oft zu Familienaufstellungen zu gehen. Jeder seriöse Aufsteller wird dir mitteilen, dass dort tiefgreifende Prozesse in Gang gesetzt werden, die bis zu einem Jahr nachwirken können. Mit zu vielen Aufstellungen könntest du also zu viele unterschiedliche Impulse setzen, die nachher alles schlimmer als besser machen, weil alles aufgerissen wird, aber nichts vernünftig abgeschlossen werden kann.

Im Zusammenhang mit deiner Dualseele würden wir dir ebenfalls davon abraten, zu oft zu Familienaufstelllungen zu gehen. Es geht dabei sicherlich nicht darum, nicht einmal eine Problematik über diese Methode anzugehen. Aber stellst du ihn dort immer und immer wieder auf, bekommt er dort auch immer und immer wieder Energie. Und zwar nicht nur von dir, sondern von einer ganzen Gruppe. Es tankt ihn regelrecht auf. Und da er für seinen Lernprozess einen Energieverlust benötigt, bewirkst du letztlich damit das Gegenteil von dem, was du ursprünglich beabsichtigst. Denn hat er die Energie einmal, kann er sie für sich nutzen, wie er will.

Sei auch bitte unbedingt ehrlich zu dir selbst, ob du ihn nicht über diesen Weg versuchst zu kontrollieren und in bestimmte Richtungen zu „zwingen". Willst du wirklich nur einmal wissen, was er zu sagen hat innerhalb eurer Dualseelenkonstellation? Dann ist es kein Problem. Oder willst du ihn in bestimmte Richtungen lenken, ihn darüber vielleicht sogar „manipulieren", in seinen Lernaufgaben doch schneller voranzukommen? Dann hat das Ganze leider auch nichts mit Loslassen zu tun, sondern eher mit Kontrolle. Außerdem bist du dann dabei, seine Lernaufgaben lösen zu wollen, anstatt deine eigenen zu machen. Und das wird nicht funktionieren.

Nimm uns diese Fragen bitte nicht böse. Es geht uns nicht darum, den moralischen Zeigefinger zu schwingen oder die

Versuchung dahinter nicht zu verstehen. Aber wir möchten dich vor Fehlern bewahren, die dich unnötig Zeit kosten.

Und bedenke bitte auch eines: Wenn du zu etwas noch nicht bereit bist und etwas (noch) nicht willst. Würdest du es schön finden, wenn jemand dann über Familienaufstellungen versuchen würde, dich doch umzustimmen oder dich in eine bestimmte Richtung zu manipulieren? Ganz sicher nicht.

Im Übrigen sind Familienaufstellungen ein wundervolles Mittel, um Mutter- und Vaterthemen als Nebenlernaufgabe aufzuarbeiten. Außerdem kannst du es für deine eigene Entwicklung und deine Belange, Ängste und Blockaden in deinem Dualseelenprozess gut und gerne nutzen.

> Ich lasse ihm regelmäßig Energie schicken, um ihn in seinen Lernaufgaben zu unterstützen. Hilft das in unserem Prozess weiter?

Wir haben schon oft gehört, dass dir eventuell vermittelt wird, deine Dualseele sei kraftlos und brauche Energie, damit er seine Lernaufgaben schaffen kann. Und das verleitet natürlich gerne dazu, ihm Energie schicken zu lassen. Das Problem damit ist nur, dass es bei ihm völlig falsch ist. Und wir erklären dir gerne warum:

Du könntest für deine Lernaufgaben gerne alle Kraft der Welt geschickt bekommen, denn du würdest sie dann auch für deine Lernaufgaben umsetzen und nutzen.

Dein Gefühlsklärer ist jedoch erst einmal noch auf Vermeidung von Ängsten, Problemen und Blockaden programmiert. Das heißt, alle Energie, die man ihm schickt, wird er dafür verwenden, um den Problemen aus dem Weg zu gehen, sich abzulenken und damit auf dem falschen Weg zu bleiben. Denn er kann mit der Energie, die er bekommt, machen, was er will. Es ist ähnlich wie bei deinem Stromlieferanten. Er stellt dir die Energie zur Verfügung. Wie du sie nutzt kann er dir nicht vorschreiben. Du kannst also damit den Herd, den Fön oder auch den Computer versorgen. Ganz wie du willst. Hat dein Gefühlsklärer also erst einmal die geschickte Energie, dann kannst du ihm dabei nicht sagen, dass er sie aber nur für seine Lernprozesse verwenden darf. Das funktioniert leider nicht. Er nutzt sie für die Dinge, die er möchte. Er hält damit also seine übergroßen Schutzmauern um seine Gefühle aufrecht, nutzt die Energie, um seine bereits kaputte Ehe weiterzuführen, und schafft es weiter wie ein Tier zu arbeiten oder Sport zu treiben. Du gewinnst damit gar nichts.

Im Gegenteil. Mit der geschickten Energie hältst du ihn zudem noch auf Abstand zu dir. Denn wenn er seine Kraft aus anderen Richtungen bekommt, muss er sie sich nicht von dir holen. Er wird sich im schlimmsten Falle also auch noch weniger bei dir melden oder sich weniger mit dir treffen wollen. Es geht ihm ja auch so gut.

Dein Gefühlsklärer braucht im Gegensatz zu dir für seinen Lernprozess Energieverluste. Denn seine innere überfunktionale Schutzmauer muss kapitulieren, nicht mutig werden.

Darf ich mir ein Happy End visualisieren?

Sicherlich bist du schon mit dem Gesetz der Anziehung vertraut. Und wenn man dem folgt, sollte man das, was man sich wünscht, visualisieren und mit Gefühlen anfüllen, damit man es in sein Leben und in seine Erfahrungswelt ziehen kann. Und ganz allgemein funktioniert das Gesetz der Anziehung natürlich auch. In Bezug auf deine Dualseele möchten wir dir aber ein paar Bedenken dazu mit auf den Weg geben:

Beim Gesetz der Anziehung ist es so, dass sich immer das erfüllt, was mit dem stärksten Gefühl unterlegt ist. Gerade am Beginn einer Dualseelenverbindung sind wir jedoch hauptsächlich mit Ängsten, Verlustgefühlen und Traurigkeit beschäftigt. Wenn du aus so einer Situation heraus versuchst, ihn in dein Leben und eine Liebesbeziehung mit ihm zu visualisieren, dann geschieht das aus einem Gefühl des Mangels, der Bedürftigkeit und der Angst heraus. Und da diese Gefühle vorherrschend sind, werden sie sich in deinem Leben erfüllen. Du bestellst also eventuell unbeabsichtigt das

Gegenteil von dem, was du dir wünschst: Nämlich, dass er fehlt und du ihn verlierst.

Beim Dualseelenprozess geht es außerdem darum, Ängste zu überwinden und loszulassen. Ihn dir mittels dem Gesetz der Anziehung - nennen wir es mal - herbeizwingen zu wollen, hat aber nichts mit Loslassen zu tun. Das widerspricht absolut deinen Lernaufgaben, die Verlustangst zu überwinden und ihm auch erst einmal zu lassen, was er zurzeit möchte.

Wahre Liebe lässt außerdem frei. Sie zwingt niemanden. Und da es im Dualseelenprozess um wahre und bedingungslose Liebe geht, sollte die Bedingung nicht sein, dass er mit dir aber eine Beziehung führen muss. Dass er jetzt und so funktionieren muss, wie du es derzeit möchtest.

Stell dir dazu außerdem einmal vor, dich hat irgendjemand auserkoren, sein Herzblatt zu sein. Vielleicht magst du den jemanden, vielleicht aber auch nicht. Vielleicht findest du ihn sogar ganz schrecklich. Und stell dir nun noch vor, dieser jemand würde versuchen, sich mittels dem Gesetz der Anziehung eine Beziehung mit dir erzwingen zu wollen. Er visualisiert euch beide zusammen in allen Situationen und Farben. Das wäre sicherlich nichts, was du schön, fair oder gut finden würdest. Im Gegenteil. Es wäre übergriffig und anmaßend.

Und zum Glück funktioniert es auch nicht. Denn auch das Gesetz der Anziehung muss sich dem freien Willen der beteiligten Personen beugen. Du kannst also niemanden herbeizaubern, der gerade einfach nicht will. Verschwende also lieber nicht deine Energie mit dem Visualisieren eines Happy Ends. Erschaffe es dir, indem du deine Lernaufgaben machst. Denn dann macht dein Dual seine Lernaufgaben. Schließlich ist er dein Spiegelbild und muss jeder deiner Bewegungen folgen. Und weil du ihn auf deinem Weg bedingungslos frei lässt, kommt er auch freiwillig zu dir und nicht gezwungenermaßen.

Nachwort

Wir hoffen sehr, dass dir die Fragen und Antworten vielleicht noch ein paar mehr Details und Erkenntnisse zum Thema Dualseelen und den Lernprozessen dahinter hat liefern können. Und auch wenn wir hier schon versucht haben, viele Fragen zu beantworten, gibt es sicherlich noch sehr viel mehr. Und deshalb planen wir schon jetzt einem weiteren Teil des Dualseelen- FAQ.

Möchtest du, dass auch deine Frage beantwortet wird, dann schreibe sie uns an: **dualseelen-faq@karmische-liebe.de**

Wir sammeln sie und arbeiten so schnell wie möglich an den Antworten für einen weiteren Band. Außerdem versuchen wir weiterhin, deine Fragen in unserem Blog und auch in unseren Videos zu beantworten.

Wir möchten außerdem an dieser Stelle allen lieben Loslassern und Loslasserinnen danken, die uns mit ihren persönlichen Geschichten und Fragen zu diesem Buch inspiriert haben. Herzlichen Dank für euer Vertrauen.

Über die Autorinnen

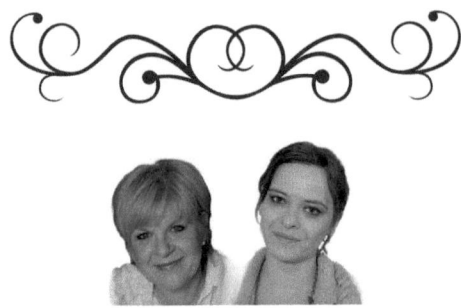

Cornelia Mroseck & Ricarda Sagehorn befassen sich seit nunmehr über 10 Jahren mit Dualseelen und ihren karmischen Verstrickungen und arbeiten erfolgreich als Lebensberaterin und Dualseelen-Coach.

Ihr Wissen geben sie ebenfalls in Seminaren & Workshops weiter. Diese behandeln die Themen Karma, Dualseelen und Selbstliebe. Außerdem haben sie ein eigenes Orakelkartenset für Dualseelen entwickelt, das durch den Dualseelenprozess hilft und Botschaften von der Dualseele bereithält.

Weitere Informationen, sowie Seminare & Workshops unter:

www.karmische-liebe.de
oder
www.dualseelen-liebe.de

Weitere Bücher der Autorinnen:

Dualseelen & die Liebe

Der Loslasser

Der Gefühlsklärer

Das Dualseelen-Orakel

Kartenset mit 48 Karten und Begleitbuch

Erhältlich nur unter:

www.dualseelen-shop.de

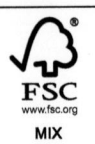